Golmis Abdolmohammadi
Farshad Gharebakhshi
Masoomeh Raoufi

Uma revisão da radiologia pediátrica

Golmis Abdolmohammadi
Farshad Gharebakhshi
Masoomeh Raoufi

Uma revisão da radiologia pediátrica

ScienciaScripts

Imprint

Cover image: www.ingimage.com

This book is a translation from the original published under ISBN 978-620-6-77144-9.

Publisher:
Sciencia Scripts
is a trademark of
Dodo Books Indian Ocean Ltd. and OmniScriptum S.R.L publishing group

120 High Road, East Finchley, London, N2 9ED, United Kingdom
Str. Armeneasca 28/1, office 1, Chisinau MD-2012, Republic of Moldova, Europe
Printed at: see last page
ISBN: 978-620-7-78216-1

Uma revisão da radiologia pediátrica

Golmis Abdolmohammadi, MD

Residente de Radiologia, Departamento de Radiologia, Faculdade de Medicina, Hospital Imam Reza, Universidade de Ciências Médicas AJA, Irão

Farshad Gharebakhshi, MD

Residente de Radiologia, Departamento de Radiologia, Faculdade de Medicina, Hospital Imam Hossein, Universidade de Ciências Médicas Shahid Beheshti, Irão

Masoomeh Raoufi, MD

Professor Assistente de Radiologia, Departamento de Radiologia, Faculdade de Medicina, Hospital Imam Hossein, Universidade de Ciências Médicas Shahid Beheshti, Irão

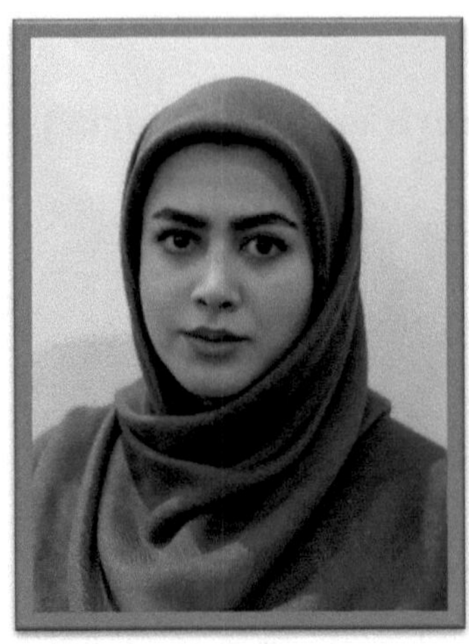

Golmis Abdolmohammadi, MD

Residente de Radiologia, Departamento de Radiologia, Faculdade de Medicina, Hospital Imam Reza, Universidade de Ciências Médicas de AJA, Irão

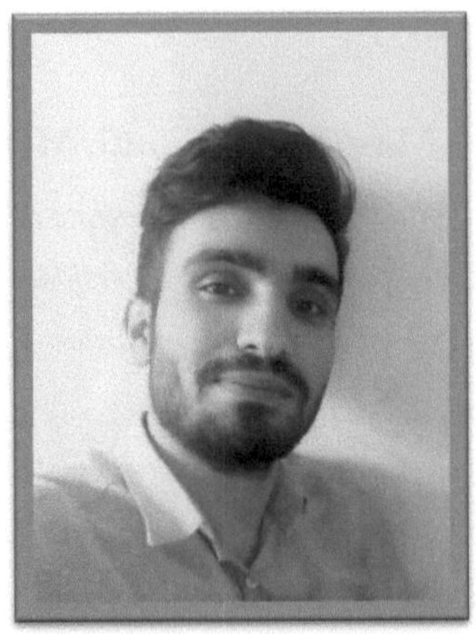

Farshad Gharebakhshi, MD

Residente de Radiologia, Departamento de Radiologia, Faculdade de Medicina, Hospital Imam Hossein, Universidade de Ciências Médicas Shahid Beheshti, Irão

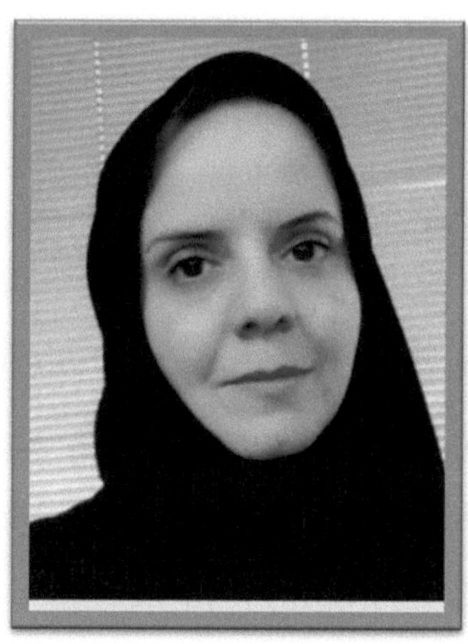

Masoomeh Raoufi, MD

Professor Assistente de Radiologia, Departamento de Radiologia, Faculdade de Medicina, Hospital Imam Hossein, Universidade de Ciências Médicas Shahid Beheshti, Irão

Dedicado aos Anjos Misericordiosos que:

O senhor dos mundos, que começou a guiar os seus servos com o ensinamento da pena.

Os meus pais, cuja presença é para mim uma coroa de honra e cujo nome é a razão da minha existência, porque estas duas existências, depois do Senhor, foram a fonte da minha existência, pegaram na minha mão e ensinaram-me a caminhar neste vale cheio de altos e baixos.

Conteúdo

Capítulo I

Radiologia Gastrointestinal Pediátrica

Introdução

A anatomia do sistema digestivo está concebida de forma a que os alimentos façam uma longa viagem no seu corpo depois de passarem pela boca até chegarem à parte inferior do sistema digestivo (ânus). Durante o percurso da anatomia digestiva, as partes úteis dos alimentos são absorvidas para fornecer energia ao organismo. A anatomia do sistema digestivo é um dos maiores sistemas do corpo, responsável pelo consumo de alimentos, pela sua digestão e pela absorção de substâncias úteis com os seus vários componentes. Todos e cada um dos componentes do sistema digestivo são necessários e necessários para absorver os alimentos e eliminar os resíduos alimentares que são o resultado de vários processos metabólicos endógenos.

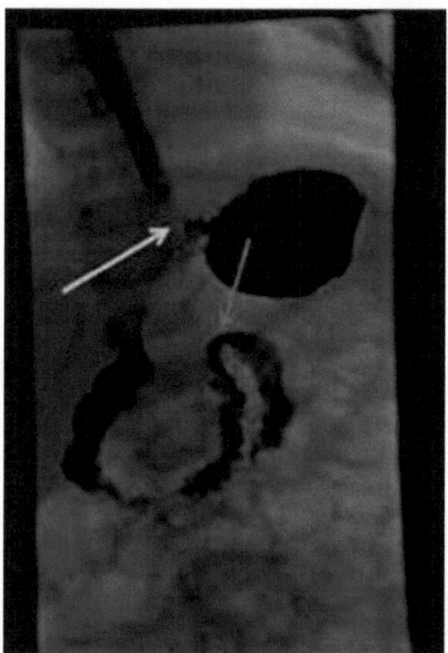

Figura 1. GI superior pediátrico normal

A anatomia do sistema digestivo, que se refere à parte geral desde a boca até ao ânus, inclui um tubo digestivo longo e retorcido com cerca de sete metros de comprimento. Este tubo é constituído pela boca, faringe, esófago, estômago, intestino delgado, intestino grosso e reto.

Por outro lado, as glândulas digestivas como as glândulas salivares, as glândulas da parede do estômago e do intestino, o pâncreas e o fígado são os principais componentes da anatomia digestiva. O sistema digestivo possui bactérias benéficas que, para além de ajudarem os nervos, as hormonas nervosas e a circulação sanguínea, provocam a digestão dos alimentos. Estas bactérias, juntamente com os componentes do sistema digestivo e a circulação sanguínea, digerem os alimentos e os líquidos que comemos e bebemos todos os dias.

Depois de receberem os alimentos, os componentes do sistema digestivo decompõem-nos quimicamente e, ao absorverem os nutrientes na corrente sanguínea, eliminam os resíduos e os materiais indigestos. Bem, sabe que a anatomia do tubo digestivo, desde a boca até ao ânus, é essencial para a digestão, absorção e eliminação dos alimentos. Por conseguinte, o bom funcionamento de cada um dos componentes do sistema digestivo evitará que este processo se torne um problema.

Processos anatómicos do sistema digestivo

Estes processos estão divididos nas seguintes etapas:

1- A deglutição: A saliva e as enzimas da boca entram na faringe depois de se misturarem com os alimentos e entram no esófago a partir daí.

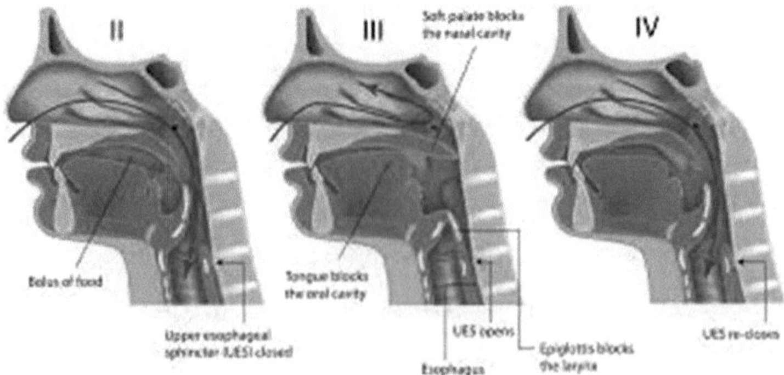

Figura 2. Deglutição normal

2- Contração: O tubo do sistema digestivo inicia a digestão mecânica com a ajuda de contracções.

3- Secreções: As glândulas endócrinas e exócrinas do sistema digestivo provocam a digestão e a digestão química dos alimentos.

4- Digestão: As enzimas digestivas no estômago iniciam o processo de digestão.

5- Absorção: O processo de absorção é efectuado através das células do intestino delgado.

6- Excreção: Os alimentos indigestos são eliminados na última fase do ciclo anatómico do sistema digestivo.

Familiaridade com a anatomia do aparelho digestivo

Os componentes do sistema digestivo, por ordem da sua função, incluem o seguinte:

1- A boca: A parte mais básica da anatomia do sistema digestivo é a boca. De facto, a digestão dos alimentos começa através da boca antes de começar a comê-los. As glândulas salivares são activadas ao ver e cheirar os alimentos. Depois, através da mastigação, os pedaços de comida são divididos em pedaços mais pequenos para facilitar a digestão. A combinação da saliva com os alimentos inicia o processo de decomposição para que o corpo possa beneficiar dos seus nutrientes. Ao engolir os alimentos, a língua guia-os até à garganta e ao esófago.

2- Esófago: O esófago está situado na garganta e próximo da traqueia. Ao engolir os alimentos, o esófago recebe-os da boca. Antes de os alimentos entrarem na traqueia, forma-se uma pequena epiglote (língua acima da laringe) para que não se engasgue ao engolir os alimentos. Os alimentos entram no estômago através de uma série de contracções musculares denominadas peristaltismo. Para que os alimentos passem do esófago para o estômago, o músculo em forma de anel (esfíncter inferior) no final do esófago tem de estar relaxado e depois contrai-se para que o conteúdo do estômago não volte para o esófago.

3- Estômago: O estômago é um órgão oco em forma de saco que contém os alimentos e as enzimas gástricas. O ácido forte e as suas principais enzimas são segregados pelas células da mucosa gástrica. Após a conclusão do processo de digestão, o conteúdo do estômago é libertado para o intestino delgado.

4- Intestino delgado: O intestino delgado é um tubo muscular com 5 a 6 metros de comprimento e é considerado a parte mais longa do sistema digestivo. Uma vez que o diâmetro deste intestino é de 2 a 4 cm, é também designado por intestino delgado.

O intestino delgado é composto por três partes:

- ✓ Duodeno (a primeira parte do intestino delgado).
- ✓ Jejuno (responsável pela absorção de nutrientes na corrente sanguínea).
- ✓ Íleo (responsável pela absorção de nutrientes na corrente sanguínea).

O conteúdo do intestino delgado é semi-sólido no início e torna-se líquido após a conclusão do processo de decomposição. De seguida, os nutrientes serão absorvidos e o líquido restante entrará no cólon ou no intestino grosso depois de passar pelo intestino delgado.

5- Pâncreas: O pâncreas é responsável pela secreção de enzimas digestivas no duodeno para decompor as proteínas, as gorduras e os hidratos de carbono. Outra função do pâncreas na anatomia do sistema digestivo é a secreção de insulina para metabolizar o açúcar e introduzi-lo na corrente sanguínea.

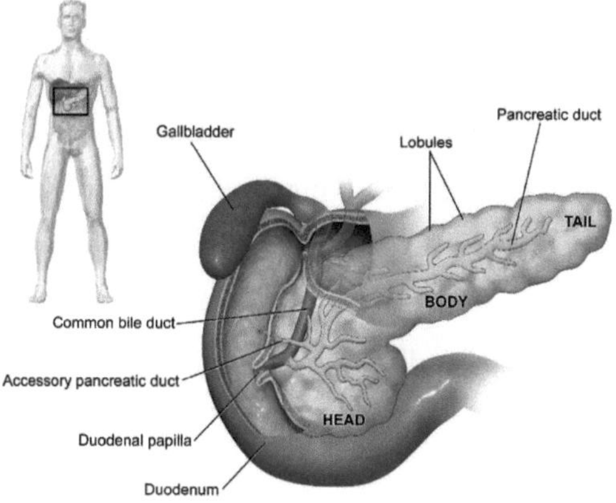

Figura 3. Pâncreas

-6Fígado: O fígado tem muitas responsabilidades, mas o seu principal papel na anatomia digestiva é o de processar os nutrientes absorvidos pelo intestino delgado. De facto, a secreção de bílis pelo fígado e a sua entrada no intestino faz com que a gordura e algumas vitaminas sejam digeridas. Outra função do fígado na anatomia do sistema digestivo do corpo é a desintoxicação de substâncias químicas nocivas.

-7Vesícula biliar: A bílis armazenada no fígado é transportada pela vesícula biliar para o duodeno, no intestino delgado. Desta forma, a absorção e a digestão das gorduras serão feitas mais facilmente.

8- Cólon: O intestino grosso ou cólon processa os resíduos do corpo para que o intestino possa ser esvaziado mais facilmente. O cólon tem cerca de um metro e meio e um diâmetro de quase 6 cm.

Os componentes do intestino grosso são:

- ✓ Cecum

- ✓ Cólon ascendente
- ✓ Cólon transverso.
- ✓ Cólon descendente
- ✓ Cólon sigmoide.

Os músculos contrácteis do intestino fazem passar as fezes ou os resíduos que sobram do processo digestivo, primeiro na forma líquida e depois na forma sólida. As fezes são primeiro armazenadas no cólon sigmoide para serem esvaziadas no reto num movimento de massa uma ou duas vezes durante o dia. As fezes demoram cerca de 36 horas a passar pelo intestino grosso.

9-Reto: O reto tem cerca de 12 a 20 cm e liga o cólon ao ânus. O reto recolhe as fezes do intestino grosso e retém-nas até ao seu esvaziamento. Ao armazenar as fezes no reto, os sensores enviam o sinal desejado para o cérebro. Para o processo de esvaziamento, os esfíncteres devem estar relaxados e o reto expele o conteúdo por contração.

10- Ânus: A última parte da anatomia do sistema digestivo é o ânus. Trata-se de um canal de 4 cm, constituído pelos músculos do pavimento pélvico e pelo esfíncter anal (interno e externo). O revestimento do ânus detecta o conteúdo do reto. Os músculos do esfíncter anal são vitais para o controlo das fezes e ajudam a criar o ângulo correto entre o reto e o ânus, evitando que as fezes saiam na altura errada. O esfíncter interno impede que as fezes entrem no reto durante o sono. Cada um dos componentes da anatomia digestiva desempenha um papel importante no processo exato de absorção, digestão e excreção.

Quais são as condições que afectam os componentes do sistema digestivo?

As coisas que afectam a anatomia digestiva são:

- ✓ Prisão de ventre
- ✓ Feridas.
- ✓ Diarreia
- ✓ Hemorróidas
- ✓ Azia
- ✓ Cálculos biliares.
- ✓ Gastroenterite (gripe de estômago).

Doenças comuns da anatomia do aparelho digestivo

Estas doenças incluem:

- ✓ Doença do cólon.
- ✓ Doença celíaca.
- ✓ intolerância à lactose.
- ✓ Cancros gastrointestinais.
- ✓ Diverticulite.
- ✓ Refluxo ácido crónico (DRGE).
- ✓ Síndrome do intestino irritável (SII).

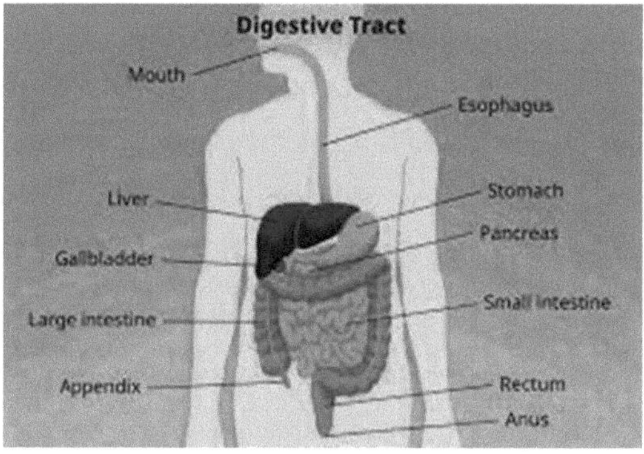

Figura 4. Doenças do sistema digestivo

Função anatómica do aparelho digestivo

A função anatómica do sistema digestivo pode ser afetada por condições temporárias, doenças e perturbações crónicas. A forma como a anatomia do sistema digestivo funciona é especificada no quadro abaixo.

Tabela 1. O quadro do funcionamento da anatomia do sistema digestivo

Fator	Conteúdo
Componentes do sistema digestivo	Função anatómica do sistema digestivo
Boca	Ingestão de alimentos, mastigação e mistura, decomposição química dos hidratos de carbono, transporte dos alimentos para a faringe, decomposição das gorduras.
Garganta	Transferência de alimentos da cavidade oral para o esófago.
Maria	Transferência de alimentos da faringe para o estômago.
Estômago	Mistura e amolecimento dos alimentos pelo suco gástrico, início da quebra e decomposição química das proteínas, libertação da massa alimentar para o duodeno, absorção de algumas substâncias lipossolúveis, realização de actividades antimicrobianas.
intestino delgado	Misturar matéria sólida com sucos digestivos, mover os alimentos lentamente para absorver nutrientes, absorver nutrientes da

	decomposição de hidratos de carbono, .vitaminas, minerais, gorduras e proteínas
Cólon	Decomposição dos restantes materiais digeridos, absorção de água e electrólitos pelas bactérias intestinais benéficas, transporte dos excrementos para o reto, excreção e eliminação dos excrementos.
Glândulas digestivas auxiliares	Produção de sais biliares pelo fígado para dissolver as gorduras e ajudar a digestão, armazenamento e secreção de bílis pela vesícula biliar, produção de enzimas digestivas pelo pâncreas.

O resultado da anatomia do sistema digestivo

A anatomia do sistema digestivo é tão única que desempenha as suas funções para converter os alimentos em nutrientes e energia necessários ao organismo, independentemente de condições especiais e doenças. Depois, os resíduos são removidos das últimas partes do sistema digestivo sob a forma de fezes. Algumas pessoas consideram que o sistema digestivo inclui apenas o estômago.

Perguntas mais frequentes

1- A anatomia do aparelho digestivo inclui apenas o estômago? Não, o tubo digestivo é um longo tubo muscular que vai da boca ao estômago, aos intestinos e ao ânus.

2- A absorção dos alimentos é efectuada em que parte da anatomia do sistema digestivo? A absorção dos nutrientes após a mastigação e a combinação com as secreções gástricas ocorre principalmente no intestino delgado.

3- Quais são os componentes do sistema digestivo? boca, esófago, estômago, pâncreas, fígado, vesícula biliar, intestino delgado, intestino grosso e ânus.

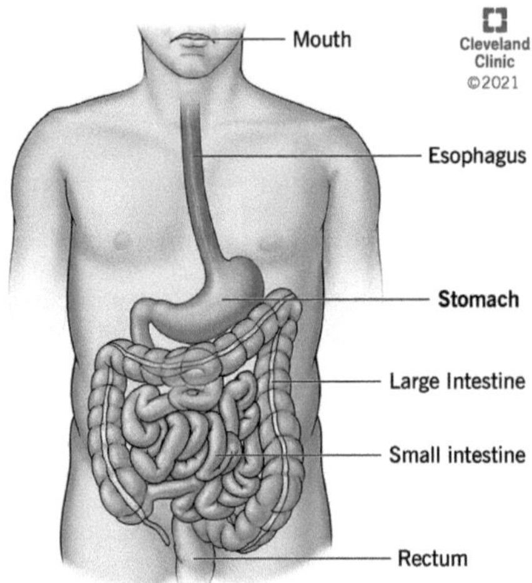

Figura 5. Estômago: Anatomia, Função, Diagrama, Partes de, Estrutura

Sintomas de perturbações digestivas nas crianças

Muitos pais podem ter ouvido a frase "Estou doente" dos seus filhos muitas vezes, mas se o seu filho se queixa de problemas de estômago a maior parte do tempo, ele pode ter uma perturbação digestiva. Esta doença pode ter causas diferentes, mas a maioria das perturbações digestivas nas crianças apresenta sintomas semelhantes. Estes sintomas incluem:

- ✓ Náuseas
- ✓ Dores de estômago.
- ✓ Diarreia
- ✓ Vómito.
- ✓ Desidratação (causada por vómitos e diarreia).

Se a criança apresentar frequentemente os sintomas acima referidos, consulte imediatamente um pediatra. O diagnóstico da causa dos sintomas gastrointestinais permite encontrar soluções para que a criança se sinta mais confortável.

Distúrbios gastrointestinais em crianças

Uma vasta gama de doenças gastrointestinais ameaça a saúde das crianças, algumas das quais são:

1- Doença celíaca: Esta doença é uma doença de longa duração que afecta o intestino delgado. Uma pessoa com doença celíaca é alérgica ao glúten presente em alimentos como o pão, e o seu sistema digestivo não será capaz de o digerir. Quando este doente é exposto ao glúten, perde a capacidade de absorver os alimentos e o seu crescimento pára. O tratamento mais importante para esta doença é a utilização de alimentos sem glúten.

2- Colite: é uma doença inflamatória do cólon ou do intestino grosso que provoca problemas como hemorragias e diarreia. Esta doença é crónica e não existe um tratamento definitivo para ela, exceto a remoção do cólon.

3- Doença de Crohn: A doença de Crohn é uma doença de longa duração e um dos tipos de doenças inflamatórias do sistema digestivo. Pode surgir e desaparecer em diferentes fases da vida de uma criança. Na maioria dos casos, afecta o intestino delgado, especialmente a parte inferior denominada íleo. Em alguns casos, tanto o intestino delgado como o grosso são afectados. Por vezes, a inflamação pode afetar todo o sistema digestivo, que inclui a boca, o esófago, o estômago, a primeira parte do intestino delgado (duodeno), o apêndice e o ânus.

4- Doença do esófago: A doença inflamatória do esófago ocorre como resultado de refluxo, infecções esofágicas e uso de certos medicamentos em crianças e, em caso de falta de atenção e tratamento, pode causar imobilidade e estreitamento do esófago e, consequentemente, cancro do esófago.

5- Alergia alimentar: cerca de 5% das crianças com menos de 5 anos sofrem de algum tipo de alergia alimentar.

6- Doenças da vesícula biliar: doenças como cálculos biliares, pedras nos canais da vesícula biliar e infeção da vesícula biliar ameaçam algumas crianças.

7- Gastroparesia: As crianças que sofrem desta doença têm fraqueza nos músculos do estômago e têm dificuldade em digerir os alimentos ou não os digerem de todo. Nesta situação, a criança sente-se sempre cheia e vomita.

8- DRGE ou doença do refluxo gástrico: o retorno dos alimentos do estômago para o esófago juntamente com o ácido gástrico chama-se refluxo. O refluxo acontece por várias razões, uma delas é a fraqueza da válvula gástrica.

9- Doença de Hirschsprung: A doença de Hirschsprung (HIRSH-sproongz) é uma doença que afecta o intestino grosso e causa problemas na passagem das fezes. Esta doença está presente à nascença devido à perda de células nervosas nos músculos do intestino grosso da criança.

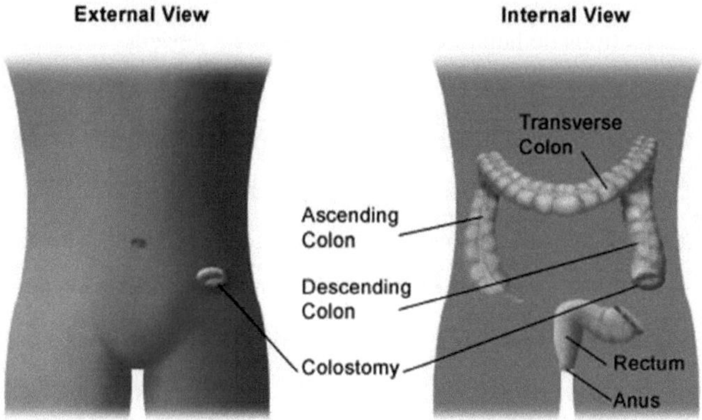

Figura 6. Doença de Hirschsprung

10- Síndrome do intestino irritável: a síndrome do intestino irritável (SII) é uma doença crónica que causa desconforto e dor no estômago e nos intestinos. Embora os sintomas estejam claramente presentes, quando o intestino é examinado visualmente e ao microscópio, não há evidência de danos nos tecidos. Os sintomas incluem: inchaço, cãibras, diarreia crónica ou intermitente, obstipação crónica ou intermitente, urgência na defecação, sensação de defecação incompleta, passagem de muco nas fezes. Embora seja difícil diagnosticar esta doença.

11- Pseudo-obstrução intestinal: A obstrução intestinal crónica (PCI) é uma doença rara em que problemas nos nervos ou nos músculos intestinais impedem o movimento dos alimentos, dos líquidos e do ar através do estômago e dos intestinos. A criança apresenta sintomas de obstrução intestinal, embora não exista uma obstrução física efectiva. Com o tempo, as crianças com PCI podem ficar subnutridas. Porque o seu sistema digestivo não é capaz de absorver e receber os alimentos.

12- Doença hepática: As doenças do fígado incluem a doença hepática crónica, os tipos de hepatite, o fígado gordo e a iterícia.

13- Doença pancreática: inclui as doenças pancreáticas agudas e crónicas e as doenças hereditárias. A pancreatite é uma inflamação do pâncreas. O pâncreas segrega enzimas digestivas no intestino delgado para ajudar a digerir as gorduras, as proteínas e os hidratos de carbono dos alimentos. O pâncreas também liberta as hormonas insulina e glucagon para a corrente sanguínea. Estas hormonas ajudam o corpo a utilizar a glucose de que necessita para obter energia. Normalmente, as enzimas digestivas não são activadas até chegarem ao intestino delgado, mas se estas enzimas forem activadas dentro do pâncreas, começam a digerir o próprio pâncreas, causando inflamação e pancreatite.

14- Úlcera do estômago: As úlceras penetram no estômago ou no duodeno (a primeira parte do intestino delgado) e são criadas quando os mecanismos de defesa e de reparação natural do revestimento do estômago ou do duodeno estão enfraquecidos e esta camada é danificada pelo ácido gástrico.

15- Pólipo: Um pólipo é um tecido extra no revestimento do intestino grosso ou do intestino delgado e, por vezes, do estômago. Um pólipo pode ter o aspeto de um cogumelo com um caule estreito ligado à parede do tubo digestivo, ou pode ser achatado contra a parede do tubo digestivo. Existem dois tipos desta doença: benigna e maligna.

16- Síndrome do intestino curto: a síndrome do intestino curto ocorre quando o corpo não absorve líquidos e nutrientes suficientes. Como uma parte do intestino delgado está em falta ou não funciona corretamente, há muitas razões para esta síndrome, incluindo um problema congénito.

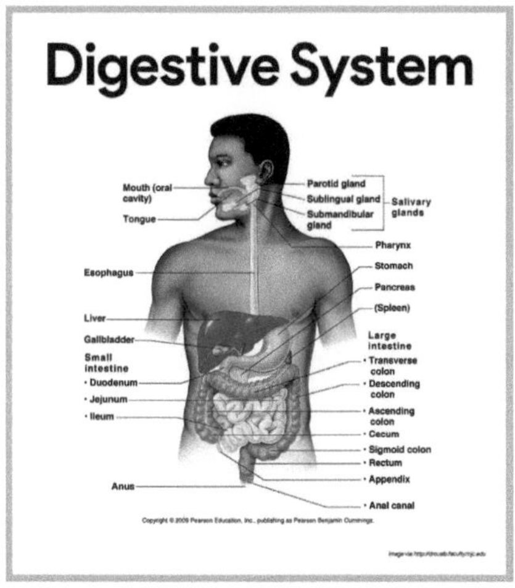

Figura 7. Anatomia e Fisiologia do Sistema Digestivo

Sintomas de diarreia causada por perturbações digestivas

Normalmente, os vírus que entram no sistema digestivo, entram frequentemente pela boca. Na maior parte das vezes, devido ao facto de estes vírus transmitirem um pequeno número de agentes de forma intensa, as infecções que entram no sistema digestivo manifestam-se frequentemente nas pessoas que as rodeiam. Estas crianças iniciam a doença com letargia, febre ligeira, cólicas ligeiras e leves, diarreia e vómitos.

- ✓ Excreção de fezes soltas e aquosas de grande volume.
- ✓ Excreção de fezes pequenas, fleumáticas e sanguinolentas.

A necessidade de cuidados infantis durante a diarreia

Independentemente de a causa da diarreia e dos vómitos ser infecciosa, não infecciosa ou uma doença fora do sistema digestivo, o corpo perde água durante a diarreia e os vómitos, o que é muito perigoso. Por conseguinte, as famílias devem reconhecer os sinais de desidratação nos seus filhos e ser capazes de fornecer, pelo menos, um tratamento preliminar até estes irem ao médico.

A desidratação divide-se em quantas categorias?

1- Ligeira: Por vezes, a desidratação é tão subtil que a maior parte das famílias não se apercebe dela e o médico repara nela durante o exame.

2- Moderado: Pouco a pouco, avisa as famílias de que há uma série de sintomas que ameaçam a vida da criança. A pessoa torna-se letárgica, o número de lágrimas diminui, a pele fica seca, o muco seca, os olhos ficam vazios e os olhos das crianças mais pequenas ficam encovados.

3- Grave: A desidratação grave pode ser fatal. A urina pára completamente, a respiração torna-se difícil, a letargia é muito elevada e, por vezes, faz com que as crianças percam a consciência, pelo que devem ser tomadas precauções especiais.

Alimentos adequados para a diarreia infantil

- ✓ Consumo de leite com pequeno volume e elevada frequência em lactentes.
- ✓ Os alimentos que são úteis na diarreia são os alimentos ricos em hidratos de carbono.
- ✓ Arroz.
- ✓ Galinha e carneiro.
- ✓ Batata.
- ✓ Pão.
- ✓ Massa em crianças um pouco mais velhas.
- ✓ Consumir fruta e sumo de fruta natural e consumir frutos como a banana verde.

- ✓ Fornecimento de água e sais corporais com soro oral.
- ✓ Alimentos nocivos na diarreia infantil
- ✓ Sumos de fruta industriais.
- ✓ Bebidas gaseificadas.

Sintomas de diarreia nas crianças

- ✓ Febre.
- ✓ Letargia grave
- ✓ Vómitos graves
- ✓ Intolerância nutricional.
- ✓ Diarreia fleumática e sanguinolenta.
- ✓ Dores abdominais graves.

De um modo geral, a diarreia e os vómitos são como um choque para o organismo, que tanto pode causar a morte como a subnutrição e perturbações do crescimento. Se verificar diarreia e vómitos no seu filho, evite qualquer automedicação e não deixe de consultar um médico especialista e de se manter em contacto com ele.

Como são diagnosticadas as doenças do aparelho digestivo?

O seu pediatra ou médico de família pode ajudar a diagnosticar e tratar problemas digestivos. O médico do seu filho pode também encaminhá-lo para um gastroenterologista pediátrico que tenha formação adicional no diagnóstico e tratamento de perturbações digestivas em crianças. Este poderá efetuar exames para ajudar a diagnosticar uma perturbação digestiva.

Os exames relacionados com problemas digestivos incluem:

- ✓ Colonoscopia e endoscopia digestiva alta.
- ✓ Endoscopia por cápsula e ecografia.
- ✓ Sigmoidoscopia flexível e biópsia.
- ✓ Análises ao sangue e TAC.

Como são tratados os problemas digestivos?

O tratamento depende do diagnóstico, mas, em geral, as opções de tratamento incluem:

- ✓ Aconselhamento nutricional e alteração de dietas.
- ✓ Medicina.
- ✓ Cirurgia.
- ✓ Tratamento de ingestão.

A utilização de tratamentos complementares, como a utilização de plantas medicinais e a medicina tradicional, também são eficazes para reduzir os sintomas destas perturbações, desde que sejam utilizados sob a supervisão de um especialista e que seja evitada a sua utilização arbitrária, especialmente em crianças.

O que é a ecografia de refluxo infantil?

A ecografia de refluxo é utilizada para verificar um dos problemas comuns nas crianças, especialmente nos bebés, que é o retorno do conteúdo do estômago para o esófago. O refluxo gastroesofágico (RGE) é caracterizado pela passagem do conteúdo do estômago para o esófago e a doença do refluxo gastroesofágico (DRGE) é caracterizada por sintomas e problemas resultantes do retorno do conteúdo do estômago.

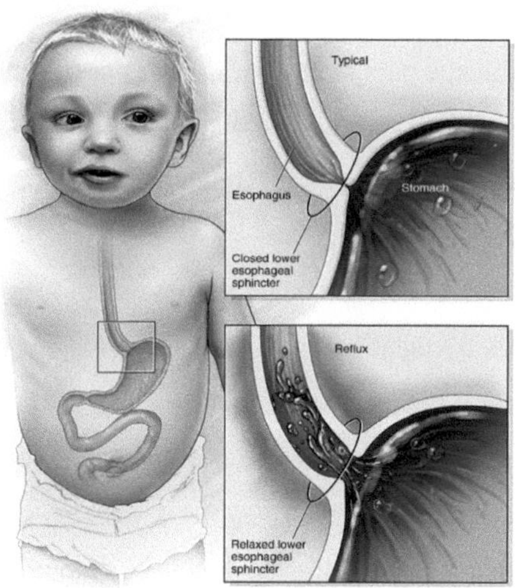

Figura 8. Refluxo infantil

O refluxo gastroesofágico ocorre quando o esfíncter esofágico inferior não está completamente formado e os músculos não conseguem impedir que o conteúdo do estômago volte para o esófago. Quando o conteúdo do estômago entra no esófago, o bebé vomita ou vomita. Quando o esfíncter do bebé estiver completamente formado, já não deve ser levantado. Quanto mais fino for o leite, maior será o refluxo. Por isso, é preferível dar ao bebé leite condensado para reduzir o refluxo. A melhor coisa a fazer para prevenir o refluxo gástrico nos bebés é a mãe amamentar o bebé numa posição sentada e não dormir ao lado dela, o nariz deve ser mantido aberto e, depois de alimentar o bebé, este deve ser colocado no ombro da mãe e bater-lhe suavemente nas costas com a mão. Só os ecografistas especializados e certificados para a realização desta ecografia a podem realizar.

Por que razão deve ser realizada uma ecografia de refluxo gástrico (RGE)?

A ecografia de refluxo é solicitada de acordo com o diagnóstico do médico e geralmente para diagnosticar ou tratar os seguintes casos

- ✓ Infecções pulmonares.
- ✓ Choro excessivo ou choro enquanto come.
- ✓ Tosse frequente.
- ✓ Não alimentar o bebé, fechar a boca ou sufocar.
- ✓ Infecções frequentes dos ouvidos.
- ✓ Não pesar o bebé.
- ✓ Vómitos durante ou após a alimentação ou dificuldade em engolir.
- ✓ Irritabilidade, especialmente depois de comer.
- ✓ Distúrbios do crescimento e malnutrição.
- ✓ Problemas respiratórios no bebé, tais como um som sibilante alto quando o bebé respira.

Procedimentos para a ecografia de refluxo gástrico

- ✓ Antes da ecografia, a mãe deve amamentar o bebé para se preparar para a ecografia.
- ✓ Coloque o bebé na cama e vista-o.
- ✓ Aplica-se um gel no abdómen do bebé e o ecografista coloca um pequeno dispositivo chamado sonda de ultra-sons no abdómen e, com o seu movimento, a imagem começa.
- ✓ O especialista mede o esfíncter do bebé e outros factores necessários durante 5 minutos.
- ✓ Esta ecografia demora normalmente entre 10 e 15 minutos.

A ecografia é realizada em crianças e bebés por várias razões para diagnosticar a sua doença. Por exemplo, a ecografia pode ser feita para a obstipação das crianças ou para a ecografia dos rins dos recém-nascidos. Seja qual for a razão, fazer uma ecografia pode parecer um pouco preocupante para os pais. Por não saberem exatamente, é ou não perigoso utilizar este método para diagnosticar definitivamente a doença do seu filho?

A ecografia é, na verdade, um método seguro e indolor que transmite imagens do interior do corpo para o monitor do computador através de ondas sonoras, para que o médico possa examinar mais cuidadosamente o estado abdominal da criança ou do bebé. Para este efeito, é utilizado um transdutor chamado sonda para transferir as imagens para o ecrã do monitor. Uma vez que estas ondas são de ultra-sons, não é necessário preocupar-se com o risco de radiação para a saúde da criança. Consoante a idade e o tipo de doença das crianças, são-lhes prescritas diferentes ecografias.

Este tipo de exame é recomendado para encontrar a causa exacta de doenças abdominais, como a obstipação. As doenças renais também se encontram entre os casos em que o diagnóstico exato da causa da doença depende dos resultados da ecografia infantil. Por conseguinte, os tipos de ecografias para crianças e bebés podem ser classificados da seguinte forma:

- ✓ Ecografia abdominal de crianças.
- ✓ Ecografia renal infantil.
- ✓ Ecografia da pélvis infantil.

Em todas estas ecografias, o médico tenta registar uma imagem completa e precisa dos órgãos abdominais internos da criança. Em geral, a ecografia abdominal é feita para avaliar o tamanho e o aspeto dos seguintes órgãos:

- ✓ Fígado, vesícula biliar, baço e pâncreas;
- ✓ Intestinos, rins, bexiga e testículos;
- ✓ Ovário e útero;

A ecografia abdominal também pode ajudar a determinar a origem da dor abdominal, como cálculos biliares, cálculos renais, abcessos ou apendicite.

Este tipo de exame também ajuda a detetar a presença e a causa do aparente aumento dos órgãos abdominais, identifica a localização de líquido anormal no abdómen e mostra as causas dos vómitos em bebés e crianças. Em casos especiais, o médico pode também solicitar uma ecografia com Doppler para um diagnóstico mais completo. Neste caso, é também observado e avaliado o movimento dos vasos sanguíneos do bebé.

A obstrução do fluxo sanguíneo, como coágulos, estreitamento dos vasos, tumores e anomalias vasculares congénitas, a redução ou ausência de fluxo sanguíneo em vários órgãos, como os testículos ou os ovários, e o aumento do fluxo sanguíneo devido à presença de infeção são todos examinados neste tipo de ecografia. take A torção anormal ou a torção do testículo ou do ovário também são avaliadas na ecografia Doppler. A torção pode restringir o fluxo sanguíneo adequado para o testículo ou ovário, resultando em dor escrotal ou abdominal.

Preparação antes da ecografia infantil

A preparação antes da ecografia depende do tipo de ecografia e da idade da criança. Por vezes, as crianças não podem comer ou beber nada antes do exame. Naturalmente, como já foi referido, o número de horas que uma criança deve manter o estômago vazio depende da idade das crianças. O seguinte horário para não consumir líquidos e alimentos ajuda a garantir uma boa ecografia para crianças com a máxima precisão.

1- Na ecografia abdominal:

- ✓ Bebés: 2 a 3 horas e crianças de 1 a 4 anos: 3 a 4 horas.
- ✓ Crianças dos 5 aos 10 anos: 5 a 6 horas.

- ✓ 11 anos ou mais: Não devem comer nada 8 horas antes do teste.

2- Na ecografia dos rins, da bexiga e da pélvis:

- ✓ Não há restrições alimentares antes do teste. Para realizar o teste, a bexiga de uma criança ou bebé deve estar completamente cheia. Por isso, considere o tempo de alimentação do bebé antes do teste da seguinte forma.
- ✓ Em bebés até aos 2 anos: a alimentação líquida deve ser feita uma hora antes do teste. Por isso, leve consigo um biberão de sumo de fruta ou de leite em pó para dar à criança durante o tempo de espera.
- ✓ Em crianças de 3 a 5 anos de idade: Meia hora antes do exame, deve ser consumida a maior quantidade possível. Não deixar a criança esvaziar a bexiga antes do exame.
- ✓ Em crianças dos 6 aos 10 anos de idade: Dar ao seu filho pelo menos 450 a 700 ml de líquidos. Naturalmente, a ingestão de líquidos deve ser efectuada 45 a 60 minutos antes do exame. Não deixar a criança esvaziar a bexiga antes do exame.
- ✓ Em crianças com 11 anos ou mais: Peça ao seu filho para beber cerca de 900 a 1000 ml de líquidos uma hora antes da consulta e não o deixe esvaziar a bexiga antes do exame.

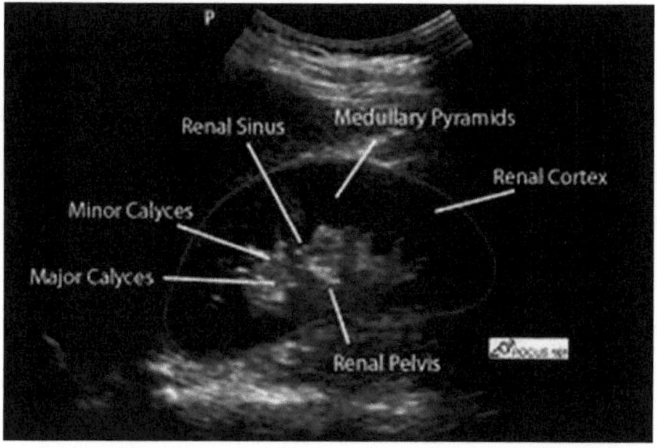

Figura 9. Ultrassom renal facilitado: guia passo a passo

A maioria dos exames de ultra-sons dura cerca de 30 minutos. O técnico ou o médico perguntará o motivo da ecografia e explicará o procedimento do exame a si e ao seu filho. Dependendo da parte do corpo que está a ser examinada, pode ser pedido ao seu filho que mude de roupa ou que a dispa completamente para expor a área a ser examinada. Em seguida, o bebé deita-se na cama. Para manter a criança quente, pode ser-lhe dada uma toalha ou um cobertor. Depois disso, a luz da sala é desligada para que as imagens no ecrã do computador possam ser vistas mais facilmente.

O médico coloca um pouco de gel na barriga do bebé e depois passa a sonda por cima. De facto, o gel actua como um condutor e faz com que as ondas penetrem no tecido sob a pele com mais potência. Por fim, estas ondas são visualizadas no ecrã do computador através da sonda. Estas ondas sonoras não podem ser sentidas ou ouvidas. Uma vez que a ecografia utiliza ondas sonoras e não utiliza radiação ionizante potencialmente prejudicial, é completamente segura. O seu filho não necessita de quaisquer cuidados especiais após a ecografia. Após o exame, a criança pode voltar às actividades normais e retomar a sua dieta normal. Se tiver outras dúvidas ou preocupações sobre o exame, pode falar com o ecografista.

Aplicação da radiografia do trato gastrointestinal superior

A digestão é um processo complexo de conversão de alimentos em nutrientes. O organismo utiliza os nutrientes para fornecer a energia, o crescimento e a reparação das células necessárias à sua sobrevivência. O processo de digestão gera toxinas que devem ser eliminadas do organismo. O trato digestivo é um tubo longo e complexo que começa na boca e termina no ânus. Este complexo é constituído por uma série de músculos que suportam o movimento dos alimentos e por outras células que produzem enzimas e hormonas. O sistema digestivo humano divide-se em duas partes, uma superior e outra inferior, a partir do estômago. A parte superior inclui a boca e as suas partes internas, juntamente com a faringe e o esófago, e a parte inferior é constituída pelo estômago, fígado, intestino delgado e intestino grosso.

Para efetuar a radiografia do aparelho digestivo, o médico pode prescrever a radiografia do aparelho digestivo superior ou inferior. Embora a forma de obtenção de imagens seja a mesma em ambos os métodos, a forma de trabalhar e de preparar a pessoa é diferente. A radiografia do aparelho digestivo superior é um dos tipos de imagiologia por raios X que tira fotografias das partes superiores do aparelho digestivo, como o esófago, o estômago e a primeira parte do intestino delgado, chamada duodeno. Para obter uma imagem boa e de alta qualidade, o radiologista prescreve uma solução oral de bário para examinar a parte inicial do sistema digestivo e a faringe e o esófago, bem como o estômago e o início do duodeno, utilizando o método de "deglutição de bário". O bário é um pó seco, branco e calcário que se mistura com água para fazer uma bebida espessa.

O bário absorve a radiação e aparece branco nas imagens radiológicas. Em alguns doentes que já foram submetidos a cirurgia, é utilizado iodo em vez de bário.

Componentes do trato digestivo superior

Nesta secção, examinaremos brevemente cada uma das partes superiores do sistema digestivo humano:

1- Boca: A boca é o canal de entrada do sistema digestivo. Os alimentos entram primeiro na cavidade oral, onde se encontram os dentes, a língua e as glândulas salivares. É aqui que se processa a mastigação, a mistura e a deglutição dos alimentos.

2- Glândulas salivares: estas glândulas são efetivamente glândulas excretoras que produzem saliva na cavidade oral. Segregam uma enzima chamada amilase, que ajuda a decompor o amido em maltose. Existem três tipos de glândulas salivares: sublingual, parótida e submandibular.

3- Língua: Esta parte é o tecido muscular mais importante da cavidade oral, que tem várias funções. A língua desempenha um papel importante nos processos de fala e mastigação. Esta parte, juntamente com as bochechas, pode cooperar na mistura dos alimentos com as secreções salivares. Existem muitas glândulas na superfície da língua que são capazes de segregar saliva. Além disso, na superfície da língua, existem células especializadas chamadas glândulas gustativas, cuja tarefa é detetar o sabor dos alimentos.

4-Faringe: Esta parte do sistema digestivo inclui músculos especiais que podem dirigir a massa amolecida de alimentos diretamente para o esófago.

5- Esófago: É um tubo estreito que se estende desde a faringe até ao estômago. Na superfície interna do esófago, existem células especiais conhecidas como células mucosas que, ao segregarem muco, conseguem alisar a superfície do esófago para a passagem dos alimentos e evitar danos nas células internas do esófago.

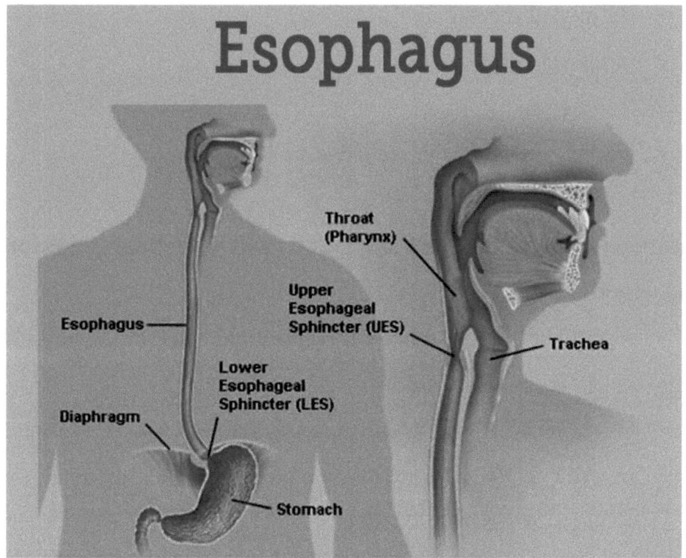

Figura 10. Esofago

Aplicação da radiografia do trato gastrointestinal superior

A radiografia do trato gastrointestinal superior pode verificar a função e o modo de digestão e de deglutição de substâncias e ajuda a diagnosticar o seguinte

- ✓ Úlceras do trato digestivo.
- ✓ Tumores e massas.
- ✓ Obstrução do trato digestivo.
- ✓ Hérnia e protrusão da parede digestiva.
- ✓ Inflamação do esófago, do estômago e do duodeno.

Função anormal dos músculos da parede digestiva superior

Este método é útil para verificar os seguintes sintomas nos doentes:

- ✓ Dificuldade em engolir alimentos.
- ✓ Dores no peito e abdominais.

- ✓ Refluxo alimentar.
- ✓ Indigestão grave.
- ✓ Ver sangue na urina.
- ✓ Náuseas e vómitos inexplicáveis e crónicos.

Vantagens da radiografia do trato gastrointestinal superior (GI superior)

- ✓ A radiografia do trato gastrointestinal superior é um método muito seguro e não invasivo.
- ✓ Os resultados de uma radiografia do trato gastrointestinal superior levaram normalmente a uma avaliação detalhada do esófago, estômago e duodeno.
- ✓ Uma vez que o bário não é absorvido pelo sangue, as reacções alérgicas são muito raras.
- ✓ Após o exame, não fica qualquer radiação no seu corpo.

Porque é que o bário é utilizado em radiologia?

O bário é um pó seco, branco e calcário que é misturado com água para fazer uma bebida espessa. O bário absorve a radiação e aparece branco nas imagens radiológicas. Quando a bebida de bário é engolida, a parede interna cobre os órgãos internos do sistema digestivo, de modo que a forma como o ducto se move devido à deglutição, a parede interna, a função, o tamanho e a forma destes órgãos podem ser vistos na imagem radiológica. O bário é utilizado apenas para avaliações de diagnóstico do trato gastrointestinal. A utilização de bário com radiologia convencional ajuda a visualizar as várias características do esófago, do estômago e do duodeno. Algumas anomalias, como tumores, úlceras gástricas, hérnias, divertículos, estenoses, inflamações e problemas de deglutição, podem ser detectadas pela radiologia do trato gastrointestinal superior.

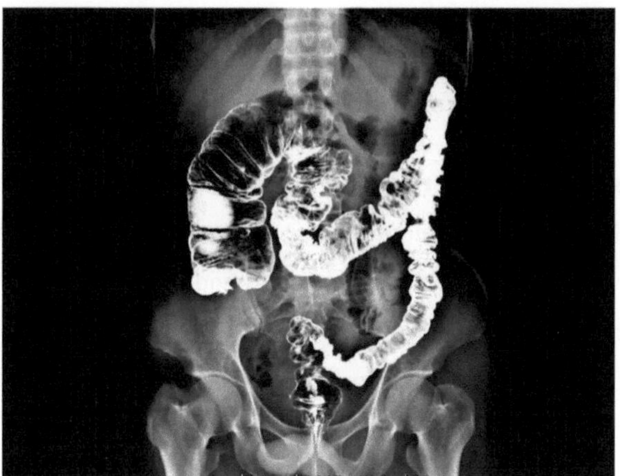

Figura 11. Enema de bário

Por que razão é prescrita a radiografia do trato gastrointestinal superior?

A radiologia do trato gastrointestinal superior pode ser utilizada para diagnosticar anomalias estruturais e funcionais do esófago, do estômago e do duodeno. Alguns destes casos invulgares podem ser incluídos na lista seguinte:

- ✓ Úlcera gástrica que pode ser no estômago ou no duodeno.
- ✓ Doença do refluxo gastroesofágico.
- ✓ Inflamação do esófago, gastrite, duodeno ou infeção dos mesmos.
- ✓ Tumores benignos e sangue nas fezes.
- ✓ Cancro e problemas estruturais, como divertículos, estenoses e pólipos.
- ✓ Hérnia hiatal (o estômago desloca-se para cima e para dentro ou junto ao esófago).
- ✓ Disfagia (dificuldade em engolir).

- ✓ Problemas de motilidade (dificuldades em levar os alimentos para a faringe ou para o esófago).
- ✓ Dores no peito ou abdominais e vómitos ou indigestão inexplicáveis.

Quais são os possíveis riscos desta imagiologia?

- ✓ Se está grávida, ou pensa que está grávida, deve informar o seu médico. A radiação durante a gravidez pode provocar defeitos congénitos.
- ✓ Os doentes sensíveis ou alérgicos a medicamentos, contraste, iodo ou látex devem informar o seu médico.
- ✓ Se o bário não for completamente eliminado do organismo, pode ocorrer obstipação.

Contra-indicações para a radiologia do trato gastrointestinal superior

- ✓ Perfuração do esófago ou do intestino.
- ✓ Obstrução intestinal ou obstipação grave.
- ✓ Gravidez
- ✓ Dificuldades graves de deglutição que exijam a aspiração de bário.

Quais são as utilizações da radiografia do trato gastrointestinal inferior?

O sistema digestivo do corpo humano é um conjunto de órgãos responsáveis por digerir os alimentos e receber energia a partir deles. Este dispositivo é constituído por um conjunto de tubos curtos e longos que, quando os alimentos passam através deles, os transformam em materiais que podem ser absorvidos pelo corpo e, por fim, entregam esses materiais à circulação sanguínea e às células. Além disso, este dispositivo efectua o armazenamento e a remoção de materiais residuais causados pela digestão e por outras actividades no interior do corpo.

Este aparelho divide-se em duas partes principais, a superior e a inferior. Todos os órgãos antes do estômago, incluindo: boca, glândulas salivares, língua, faringe e esófago, estão localizados na parte superior do sistema e o estômago, o intestino delgado, o pâncreas, o fígado, a vesícula biliar e o intestino grosso estão localizados na parte inferior.

A radiografia de raios X é um método médico simples, barato e indolor que pode ser utilizado para diagnosticar doenças. Desta forma, o corpo e o órgão pretendidos são expostos a raios X e são tiradas imagens dessas partes. Uma radiografia gastrointestinal inferior, também designada por enema de bário, é um procedimento utilizado para tirar fotografias do intestino grosso. Este método ajuda a examinar o cólon ascendente (direito), o cólon transverso, o cólon descendente (esquerdo), o sigmoide e o reto. O apêndice e a extremidade do intestino delgado também podem ser examinados. Num clister, é injetado um líquido no intestino através de um pequeno tubo. Este líquido contém um metal chamado bário que reveste a superfície do cólon.

Os raios X mostram normalmente uma imagem pouco nítida dos tecidos moles, mas o bário produz uma imagem relativamente clara do interior do corpo. Durante o exame de enema de bário, pode ser introduzido ar no cólon. Este ar distende o cólon e melhora a qualidade das imagens.

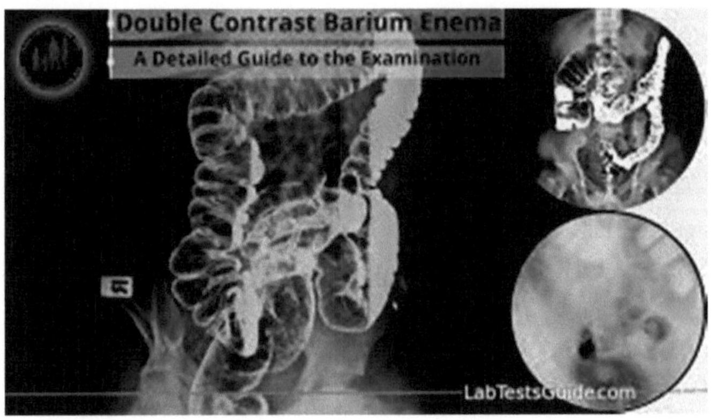

Figura 12. Enema de bário com duplo contraste

Partes do sistema digestivo inferior

Nesta secção, faremos uma breve introdução a estes componentes que constituem a parte inferior do sistema digestivo.

1- Estômago: O esófago introduz a massa alimentar pronta a ser digerida no estômago através da sua válvula cárdia. O estômago muscular está vazio e a sua capacidade é normalmente de um litro. Os alimentos permanecem no estômago durante algum tempo até serem submetidos a processos digestivos. Devido à presença do suco gástrico, que é rico em enzimas e ácido gástrico, esta parte é o primeiro local onde os alimentos são completamente submetidos à digestão química. As células da superfície interna do estômago são especializadas de tal forma que podem produzir enzimas e ácidos fortes, como o bicarbonato, e transferi-los para o espaço do estômago, ajudando o processo de decomposição dos alimentos. No estômago, com as contracções e movimentos dos seus músculos, o alimento é misturado com o suco gástrico e forma-se uma massa de quimo.

2- Intestino delgado: O intestino delgado é um tubo comprido que se encontra torcido no abdómen. As enzimas e os sais biliares produzidos no fígado e na vesícula biliar são transferidos para esta parte do sistema digestivo, desempenhando um papel importante na decomposição e digestão das substâncias do quimo. O intestino delgado tem três partes denominadas duodeno, jejuno e intestino grosso. O quimo avança ao longo do intestino pelas contracções do intestino delgado com uma certa frequência até chegar ao ceco, no final do intestino longo, através de uma válvula no início do intestino grosso.

3- Pâncreas, fígado e vesícula biliar: estes órgãos desempenham um papel importante no sistema digestivo humano. O pâncreas segrega enzimas que ajudam a decompor as proteínas, as gorduras e os hidratos de carbono. O fígado segrega a bílis e leva-a para o intestino delgado através dos canais biliares. A vesícula biliar armazena a bílis produzida pelo fígado.

4- Intestino grosso: O intestino grosso é um tubo muscular com um comprimento de 150 cm, que tem diferentes partes, como o ceco, o cólon e o reto. As substâncias que permanecem indigestas após os processos digestivos entram no intestino grosso. Nesta parte, a água destes compostos é absorvida juntamente com a água consumida pelo organismo e forma-se uma massa sólida para ser eliminada. Esta massa desloca-se ao longo do mesmo com os movimentos e contracções do intestino grosso e é encaminhada para o intestino direito e o reto.

Razões para a radiografia do trato gastrointestinal inferior

Um gastroenterologista pode recomendar um enema de bário para determinar a causa de sinais e sintomas como:

- ✓ Dor abdominal e hemorragia rectal.
- ✓ Diarreia crónica.
- ✓ Alteração dos hábitos intestinais.

- ✓ Perda de peso inexplicável.
- ✓ Prisão de ventre persistente.
- ✓ Massas anormais (pólipos).
- ✓ Doença inflamatória intestinal.

Procedimentos antes da radiografia do trato gastrointestinal inferior

- ✓ Antes do clister de bário, é-lhe dito para esvaziar o cólon. Qualquer material residual no cólon pode desfocar as imagens de raios X ou ser confundido com anomalias.
- ✓ Não deve ingerir alimentos no dia anterior ao teste e apenas beber bebidas puras, como água, chá, café sem leite e natas, extrato de carne ou bebidas gaseificadas.
- ✓ Tomar laxantes na noite anterior ao teste: Os laxantes, sob a forma de comprimidos ou xarope, ajudam a esvaziar o cólon.
- ✓ Utilização do kit enoma: Nalguns casos, pode ser necessário utilizar enoma kits na noite anterior ao teste ou algumas horas antes para limpar o intestino de quaisquer substâncias.
- ✓ Consulte o seu médico sobre os medicamentos que está a tomar: Fale com o seu médico sobre os medicamentos que está a tomar pelo menos uma semana antes do exame. É possível que o médico deixe de tomar o medicamento.

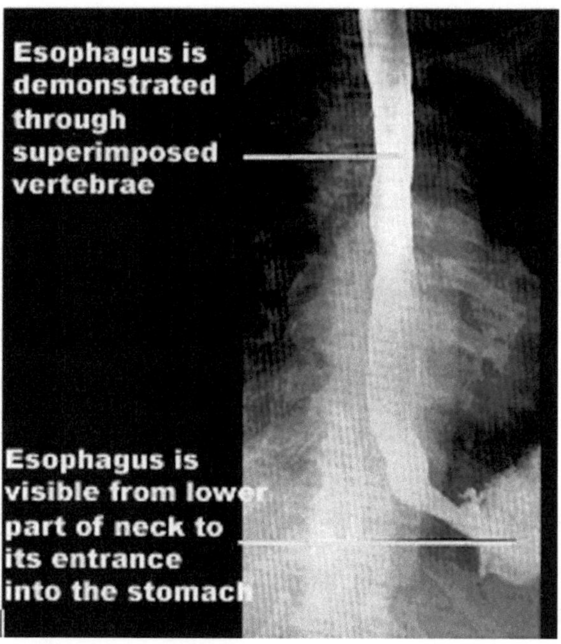

Figura 13. Técnicas de posicionamento para esofagramas de qualidade

O método de radiografia do trato gastrointestinal inferior

Ser-lhe-á pedido que se deite de lado na cama de radiologia. É introduzido no ânus um tubo macio e estreito de vários centímetros, que permanece até ao fim do exame. O bário entra no intestino através deste tubo. Para espalhar o bário ao longo do intestino, pode ser-lhe pedido que se mova um pouco e, por vezes, é introduzido algum ar no intestino para enviar o bário para as partes mais altas do intestino. São tiradas várias fotografias em diferentes situações.

Contra-indicações para a radiografia do trato gastrointestinal inferior

Uma vez que a radiação de qualquer tipo de raio-X pode prejudicar o feto no útero, este teste de diagnóstico não é normalmente recomendado para mulheres grávidas.

Efeitos secundários da radiografia do trato gastrointestinal inferior

Embora a quantidade de radiação recebida seja pequena, os raios X ainda podem causar cancro, mas a possibilidade de contrair cancro é comparada com os efeitos benéficos que podem ser obtidos simplesmente fazendo um exame de enema de bário, o seu médico, a doença e a causa do problema. Em casos raros, o enema de bário pode causar os seguintes efeitos secundários

- ✓ Bloqueio do estômago e dos intestinos.
- ✓ Inflamação dos tecidos circundantes do intestino grosso.
- ✓ Reação alérgica ao bário.
- ✓ Rutura da parede do cólon.

Capítulo II

Radiologia hepatobiliar pediátrica

O fígado é um dos órgãos vitais do corpo, que desempenha um papel muito importante na regulação do metabolismo e na purificação de substâncias nocivas e em excesso no sangue. As células do fígado estão constantemente a produzir e a segregar uma substância amarela chamada bílis, que é dirigida para o canal comum do fígado e da vesícula biliar através dos canais hepáticos e flui para a vesícula biliar. Quando os alimentos entram no início do intestino grosso ou duodeno a partir do fim do estômago, a bílis produzida pelo fígado flui da vesícula biliar para o duodeno e desempenha um papel importante na digestão e decomposição dos alimentos. O fígado é a maior glândula do corpo humano e tem uma cor castanho-avermelhada, pesando em média cerca de 1,44 a 1,66 kg e tem aproximadamente o tamanho de uma bola de futebol. Este órgão tem um papel vital na função metabólica e no sistema imunitário do corpo.

Sem o bom funcionamento do fígado, a vida de uma pessoa está em perigo. A localização do fígado é aproximadamente no quarto superior direito da cavidade abdominal e por baixo do diafragma. A parte terminal do fígado estende-se para a esquerda e para cima da cavidade abdominal. O fígado é constituído por duas partes principais ou lóbulos. Cada lóbulo do fígado está dividido em oito partes mais pequenas e, em cada parte pequena, formam-se cerca de mil lóbulos ou pequenos sacos. Cada lóbulo tem um pequeno ducto ou ducto que se liga ao ducto hepático principal. Em comparação com o resto do corpo, há muito fluxo sanguíneo no fígado e, ao mesmo tempo, cerca de dezassete por cento da quantidade total de sangue no corpo circula no fígado.

Funções do fígado

A principal função do fígado é filtrar tudo o que uma pessoa come. O fígado ajuda a resistir às infecções e remove os germes e outras substâncias tóxicas do sangue, ou seja, retém as toxinas e transforma-as em substâncias inofensivas, ajudando a manter a saúde de uma pessoa. O fígado é responsável pelo armazenamento de energia para a atividade muscular e é também responsável pelo controlo do açúcar no sangue, regulação do colesterol, controlo de várias hormonas e outras enzimas. É também o fígado que é responsável pelo metabolismo dos medicamentos no organismo. Participar na hematopoiese no período pré-natal, fornecer energia rápida quando necessário, armazenar ferro, etc. são outras das actividades do fígado.

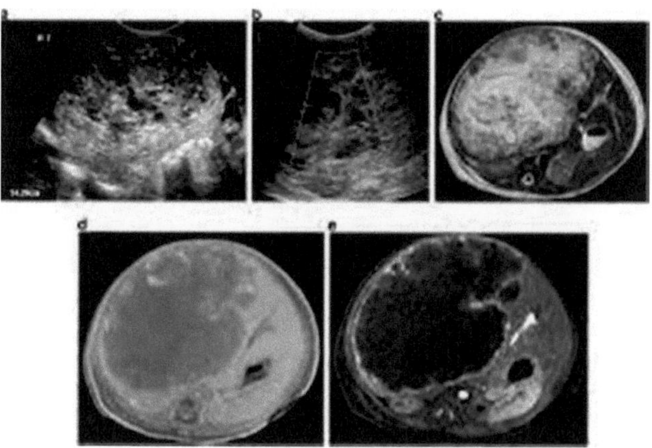

Figura 14. Radiologia gastrointestinal e hepatobiliar pediátrica

Doenças do fígado

Existem muitas doenças que podem afetar direta ou indiretamente o fígado. Algumas destas doenças podem ser tratadas e, para outras, ainda não foi identificada uma solução definitiva de tratamento. Abordaremos de seguida as doenças hepáticas mais comuns.

1- Hepatite autoimune: Nesta doença, o sistema imunitário do organismo ataca o tecido saudável do fígado e destrói-o. A hepatite autoimune leva à cirrose hepática e a outros danos no tecido do fígado.

2- Atresia ou obstrução biliar: nesta doença, os canais biliares extra-hepáticos são bloqueados na criança. Esta doença pode provocar cicatrizes e danos no tecido hepático. Felizmente, esta doença é completamente tratável.

3- Cirrose hepática: A cirrose hepática é uma doença em que os tecidos cicatrizados ou as feridas do fígado substituem os tecidos saudáveis. Esta doença é causada por factores como o consumo excessivo de álcool, hepatite crónica e doenças genéticas raras, incluindo a doença de Wilson.

4- Hemocromatose hepática: Esta doença é causada pela acumulação excessiva de ferro no sangue no fígado. Quantidades elevadas de ferro no sangue causam danos no fígado.

5- Hepatite A: Esta doença é uma doença viral que ocorre mais frequentemente nos países em desenvolvimento que não dispõem de água potável. Esta doença provoca amarelecimento e iterícia, mas a maioria das pessoas com esta doença é tratada sem complicações a longo prazo e sem danos graves no tecido hepático.

6- Hepatite B: Esta doença provoca uma infeção viral de curta ou longa duração e é transmitida, na maioria dos casos, por contacto sexual. No entanto, tal como a SIDA, a hepatite B também pode ser transmitida através de agulhas ou de sangue contaminado. Esta doença pode causar complicações graves, como insuficiência hepática ou cancro. Felizmente, a maioria das pessoas recebeu a vacina contra a hepatite B durante a adolescência.

7- Hepatite C: Tal como a hepatite B, esta doença é transmitida por transfusão de sangue infetado e por contacto sexual, e pode causar cirrose hepática, insuficiência hepática e cancro do fígado.

Doença hepática gorda não alcoólica

Há uma série de factores que provocam uma acumulação excessiva de gordura no tecido hepático. O excesso de gordura pode danificar o fígado e provocar a sua inflamação. A doença do fígado gordo em fases avançadas pode causar fibrose e danos no tecido hepático. As pessoas obesas e os doentes com diabetes tipo 2 são mais propensos a sofrer de fígado gordo. Os sintomas das doenças e complicações do fígado incluem fadiga, anorexia, náuseas e vómitos, dores nas articulações, dores abdominais, hemorragias nasais, pele amarela e diminuição da libido.

O que é a vesícula biliar? A vesícula biliar é um pequeno órgão do corpo que se encontra sob a parte inferior do fígado e está ligada ao fígado através do ducto biliar.

Funções da vesícula biliar

A função deste saco é armazenar o líquido amarelo da bílis. Este líquido é segregado pelo fígado quando os alimentos entram no estômago, sendo depois transferido para a vesícula biliar através de um ducto. A bílis produzida no fígado é recolhida nos canais biliares. No interior do fígado, estes ductos são designados por ductos biliares intra-hepáticos e, quando saem, são designados por ductos biliares extra-hepáticos. A bílis entra no duodeno (intestino delgado) diretamente através do ducto biliar comum ou é temporariamente armazenada na vesícula biliar através do ducto cístico. A bílis é responsável por ajudar a digestão e absorver as gorduras e excretar os resíduos. A função deste líquido é alterar as gorduras dos alimentos, o que é feito no duodeno.

Doenças da vesícula biliar

Por vezes, as pessoas têm cálculos biliares e, se a doença se agravar, são submetidas a uma intervenção cirúrgica. Durante a cirurgia, o médico geralmente remove a vesícula biliar do corpo. Neste caso, após algum tempo, a via biliar expande-se e desempenha o papel da vesícula biliar. A obstrução da via biliar ocorre devido a cancro, cálculos biliares ou úlceras da vesícula biliar, que impedem a entrada da bílis no intestino, e a substância ativa da bílis (bilirrubina) acumula-se no sangue em vez de ser transportada pela via biliar. O resultado desta situação é a iterícia, em que a cor da pele e dos olhos fica amarela devido ao aumento da bilirrubina no sangue.

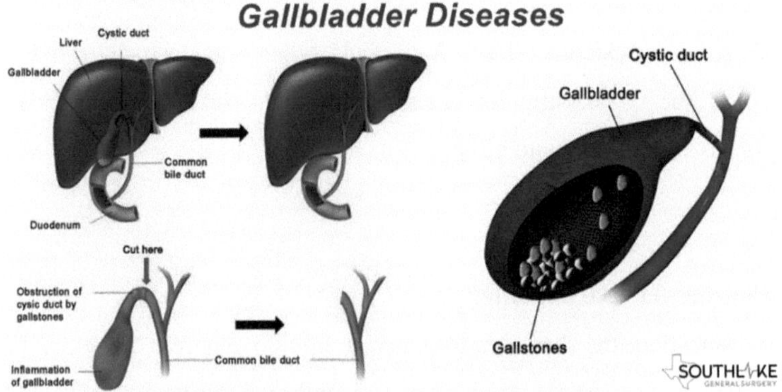

Figura 15. Doenças da vesícula biliar

Esta doença também provoca comichão intensa causada pela bilirrubina nos tecidos. Em certos tipos de iterícia, a urina é significativamente mais escura e as fezes são muito mais claras do que o habitual, mas, normalmente, a bilirrubina é excretada através das fezes e da urina, sendo esta a razão para a cor amarela da urina. Por vezes, a iterícia é causada por cancro do pâncreas que também bloqueia a via biliar. A iterícia é por vezes causada por cancro do pâncreas que também bloqueia o canal biliar, porque o canal biliar é fechado ao passar pela parte cancerosa.

Ecografia do fígado e da vesícula biliar

Para diagnosticar anomalias e doenças da vesícula biliar e do fígado, a ecografia é utilizada como um método de imagem fiável e seguro. Neste método, denominado ecografia abdominal, o doente deita-se na cama e o ecografista, depois de aplicar o gel de ultra-sons no abdómen, utiliza uma série de transdutores de ultra-sons, denominados transdutores, e desloca-os sobre a pele do abdómen para realizar a imagiologia.

Do fígado, da vesícula biliar e de outros órgãos e órgãos da região abdominal. Por vezes, para obter melhores imagens, o ecografista pode exercer uma pequena pressão sobre o abdómen do doente com uma sonda ou um transdutor de ultra-sons e pedir-lhe para suster a respiração. Para realizar uma ecografia do fígado e da vesícula biliar, o doente deve evitar comer alimentos gordos e pesados pelo menos oito horas antes do exame e a bexiga deve estar cheia durante o exame.

Após a realização do processo de ecografia, o ecografista remete o relatório e as imagens relevantes para o médico, para que este possa diagnosticar e tratar eventuais doenças do fígado e da vesícula biliar através da interpretação dos resultados da ecografia. Esta ecografia é realizada com radiofármacos de ácido iminodiacético, especialmente Tc-99m-Brida, e mostra a função das células hepáticas e do sistema biliar no interior do fígado e a secreção de bílis no sistema digestivo, sendo muito útil no diagnóstico de algumas doenças hepáticas e biliares. Esta ecografia é uma das melhores formas de diagnosticar a inflamação aguda da vesícula biliar.

O exame de dores biliares crónicas, o controlo da obstrução das vias biliares e a verificação de fugas de bílis, especialmente após uma cirurgia à vesícula biliar, são outras utilizações deste exame. Uma das utilizações mais comuns deste exame é o exame da hiperbilirrubinemia em recém-nascidos para diferenciar a hepatite neonatal da atresia biliar.

1- O processo de digitalização: imediatamente após a injeção de radiofármacos, a imagiologia é efectuada e demora cerca de 30 minutos. Em alguns casos, são necessárias imagens diferidas 1, 2 e 4 horas após a injeção. Nas imagens diferidas, depois de ver a vesícula biliar, o doente deve comer alimentos gordos, como ovos, e a imagem deve ser efectuada uma hora mais tarde. Nas crianças, por vezes é necessária uma imagem diferida de 24 horas.

2- Preparação da digitalização:

- ✓ Os doentes adultos devem estar em jejum pelo menos 4 horas antes do exame.
- ✓ Trazer pão e ovos cozidos.
- ✓ Nos bebés, o fenobarbital deve ser tomado 1 a 2 dias antes do exame.
- ✓ Nalguns casos, é administrado à criança um medicamento para dormir durante o exame.

Quais são os sintomas, o diagnóstico e o tratamento das doenças do fígado nas crianças?

O fígado é um órgão vital do corpo, responsável por ajudar a digerir os alimentos e a eliminar as substâncias tóxicas do organismo. O fígado produz proteínas para a coagulação normal do sangue, transporta oxigénio e apoia o sistema imunitário.

As lesões hepáticas graves conduzem a doença hepática aguda ou crónica ou a insuficiência hepática, ambas com risco de vida. Sinais e sintomas de doenças hepáticas O fígado produz bílis, que é uma substância que ajuda a digerir os alimentos. Armazena nutrientes extra. Ajuda a limpar a corrente sanguínea de substâncias nocivas. Ajuda a controlar o açúcar e o colesterol no sangue. A doença hepática é muito comum nos Estados Unidos, com pelo menos 30 milhões de pessoas a sofrerem de alguma forma de doença. De facto, existem mais de 100 tipos conhecidos de doenças do fígado que afectam tanto crianças como adultos. O diagnóstico das doenças hepáticas é muitas vezes difícil, uma vez que estas doenças apresentam uma grande variedade de sintomas. Consulte imediatamente o médico do seu filho se ocorrer algum dos sinais e sintomas de doença hepática.

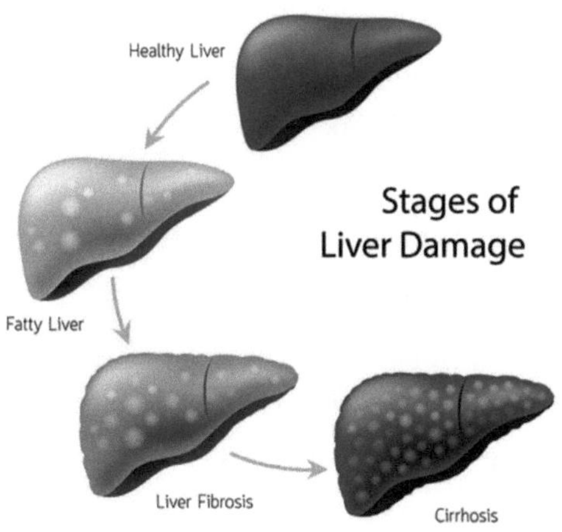

Figura 16. O que causa a cirrose?

Os sintomas da doença hepática incluem

- ✓ Amarelecimento da pele e olhos brancos.
- ✓ Dores de estômago, inchaço abdominal, alteração dos padrões de sono e fezes cinzentas.
- ✓ Perda de apetite e sangue nas fezes e na urina.

- ✓ Aumento da pressão na veia porta e das veias varicosas e comichão
- ✓ Fadiga ou exaustão, vómito, aumento de sangue e urina amarela.

Estes problemas podem ocorrer após envenenamento com determinados produtos químicos, plantas ou mesmo alguns medicamentos. Também podem ser causados por doenças ou defeitos de longa duração, como a hepatite ou a atresia biliar. Se o seu filho apresentar alguma das seguintes situações, leve-o diretamente às urgências ou contacte-as.

Diagnóstico das doenças do fígado

Os médicos podem efetuar outros testes depois de avaliarem a história clínica e o exame físico do seu filho.

1- Biópsia hepática: para recolha de amostras de tecido: É introduzida uma pequena agulha no fígado.

2- Teste de função hepática: Mede as enzimas segregadas pelo fígado em reação a lesões ou doenças.

3- Ultra-sons de ondas sonoras: Utiliza órgãos e estruturas no interior do corpo para criar imagens.

4- Tomografia computorizada de raios X: Utiliza-se para preparar imagens exactas do corpo.

5- Exame de ressonância magnética: Utiliza um campo magnético e ondas de rádio para criar imagens pormenorizadas de órgãos e tecidos.

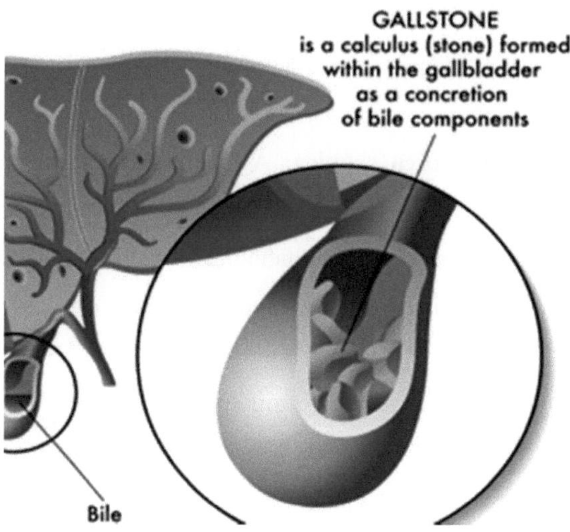

Figura 17. Doenças biliares

O que é a insuficiência hepática?

A insuficiência hepática é uma diminuição grave da função hepática. Esta é uma das doenças hepáticas raras mas graves que ocorre quando o fígado se torna disfuncional e deixa de conseguir realizar tarefas importantes, como limpar as toxinas do sangue ou produzir bílis, uma substância que ajuda a digerir os alimentos. A insuficiência hepática pode afetar bebés, crianças pequenas, crianças mais velhas e adolescentes.

Existem dois tipos de insuficiência hepática

1- Insuficiência hepática aguda: A insuficiência hepática aguda, também conhecida como insuficiência hepática súbita, é a perda rápida da função hepática ao longo de dias ou semanas numa criança que não tem antecedentes de doença hepática. A insuficiência hepática aguda é uma situação de emergência que requer intervenção médica imediata. A causa mais comum de insuficiência hepática aguda em crianças são toxinas ou vírus que danificam o fígado.

2- Insuficiência hepática crónica: A insuficiência hepática crónica, também conhecida como insuficiência hepática terminal, ocorre ao longo de meses ou anos como resultado de danos causados por doenças hepáticas de longa duração, como a atresia biliar, doenças hepáticas metabólicas, hepatite B ou hepatite C ou cirrose. Sem cuidados médicos, uma criança com insuficiência hepática desenvolverá confusão, uma condição conhecida como encefalopatia. A maioria das crianças com insuficiência hepática aguda ou crónica necessita de um transplante de fígado. Num pequeno número de casos de insuficiência hepática, ou seja, 15-20% dos casos, o fígado repara-se a si próprio. Síndrome hepática aguda Esta síndrome de alerta ocorre normalmente num lactente, criança ou adolescente previamente saudável e pode ser causada por causas infecciosas ou metabólicas e por reacções a medicamentos. A iterícia ocorre rapidamente e muitas vezes em simultâneo com sintomas gastrointestinais, como vómitos e febre.

Quais são os sintomas das doenças auto-imunes do fígado?

As doenças do fígado causadas em crianças devido a doenças auto-imunes incluem:

Hepatite autoimune (AIH) e a síndrome sobreposta de colangite esclerosante ou AIH, também conhecida como colangite esclerosante autoimune (ASC). Estas são doenças auto-imunes do fígado e têm condições semelhantes que são tratadas de forma semelhante.

O que é a hepatite autoimune?

Hepatite significa inflamação do fígado. Na hepatite autoimune, a inflamação é causada pelo próprio sistema imunitário do organismo.

O que é a colangite esclerosante autoimune?

A colangite esclerosante autoimune (ASC) é semelhante à hepatite autoimune, mas tal como a hepatite, também danifica os canais biliares. O diagnóstico de doença hepática autoimune em crianças pode ser difícil. Porque estes sintomas são semelhantes a muitas outras doenças do fígado, embora sejam muito diferentes. Algumas crianças e jovens adultos com doença hepática autoimune podem parecer muito bem e activos, enquanto outros estão muito mal e têm sintomas de insuficiência hepática. Em geral, a doença hepática autoimune em crianças e jovens é mais agressiva do que em adultos, mas pode ser tratada com muito sucesso.

Os sintomas mais comuns das doenças autoimunes do fígado são:

Fadiga e mal-estar geral, perda de apetite, mas outros sintomas incluem: náuseas ou a própria doença, dores abdominais, iterícia com urina escura e fezes pálidas, dores articulares e musculares, perda de peso, comichão, febre, hemorragias nasais, gengivas e pele com nódoas negras. Diarreia. Os sintomas seguintes que podem aparecer com a evolução da doença são: líquido abdominal (ascite), inchaço especialmente na parte inferior das pernas, irritabilidade e confusão.

Como são diagnosticadas as doenças auto-imunes do fígado?

Se uma criança ou um jovem apresentar sintomas de hepatite autoimune, são efectuados vários testes para confirmar o diagnóstico.

- ✓ Biópsia hepática análise ao sangue.
- ✓ Ecografia.
- ✓ Exame MRI-MRCP.
- ✓ Em caso de sintomas intestinais, endoscopia gastrointestinal superior e inferior.

Quais são os diferentes tipos de hepatite autoimune?

Existem dois tipos de hepatite autoimune, cada um dos quais com diferentes tipos de auto-anticorpos.

Tipo 1 - Anticorpos antinucleares (ANA) ou anticorpos contra o músculo liso (SMA): O tipo 1 é responsável por dois em cada três casos de hepatite autoimune e começa normalmente na puberdade.

Tipo 2 - Anticorpos microssomais renais e hepáticos (LKM): O tipo 2 é observado principalmente em crianças pequenas. As crianças com hepatite autoimune são normalmente positivas para os auto-anticorpos ANA ou SMA. Muito poucas crianças têm auto-anticorpos LKM.

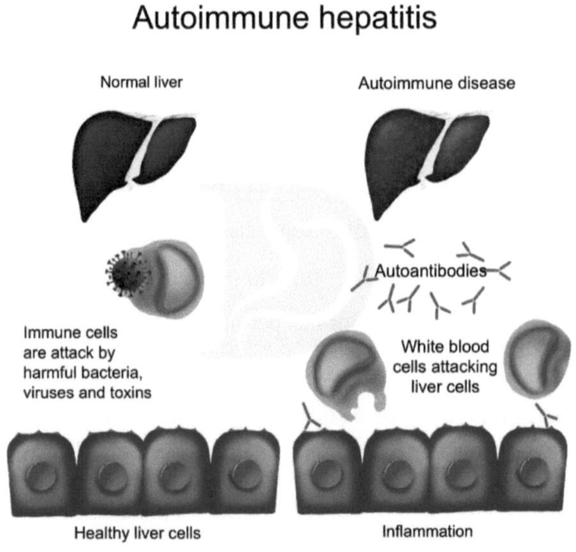

Figura 18. Saiba mais sobre a hepatite autoimune

Como são tratadas as doenças auto-imunes do fígado?

Esteróides É necessária uma grande quantidade de esteróides para iniciar o tratamento. Esta dose é gradualmente reduzida em função dos resultados sanguíneos e dos sintomas. O objetivo geral do tratamento é assegurar que a doença é tratada com a menor quantidade de medicação possível.

Qual a duração do tratamento?

Isto pode depender de vários factores, mas normalmente este tratamento deve ser continuado durante um longo período de tempo, até anos. O objetivo do tratamento é a restauração e a regeneração. Isto significa que as análises ao sangue que medem a função hepática e a inflamação devem ser normais. Recorrência de doenças do fígado. A recorrência da doença pode ocorrer subitamente, especialmente durante a puberdade.

Isto pode ser detectado numa análise ao sangue ou devido ao reaparecimento dos sintomas. Além disso, esta recaída acontece quando os medicamentos prescritos não são tomados corretamente. Para compreender a utilização correcta dos medicamentos para controlar a doença durante a recaída da doença, pode ser necessário aumentar a dosagem dos medicamentos. A interrupção do tratamento só é possível se forem efectuadas análises sanguíneas normais durante, pelo menos, dois anos e se os resultados de biópsias hepáticas repetidas revelarem o desaparecimento da inflamação do fígado. Se o tratamento for reduzido, este processo é muito lento. Cerca de 20% das crianças e adolescentes com hepatite autoimune de tipo 1 que respondem bem aos medicamentos podem eventualmente interromper o tratamento, enquanto apenas um número muito reduzido de crianças e adolescentes com imunidade à hepatite de tipo 2 pode terminar o tratamento.

Como é que as doenças auto-imunes do fígado são controladas?

As pessoas com hepatite autoimune ou colangite esclerosante autoimune necessitam de análises sanguíneas regulares. A monitorização do estado destes doentes é muito importante. São efectuadas análises de sangue regulares para medir a AST (aspartato aminotransferase) e a ALT (alanina aminotransferase). Estas são enzimas que estão normalmente presentes no fígado e os seus níveis podem ser utilizados para verificar a saúde do fígado. Quando a doença é diagnosticada pela primeira vez, podem ser feitas análises semanais para determinar o nível de redução dos esteróides. À medida que a doença estabiliza, as análises ao sangue passam a ser menos frequentes.

O que acontece se a doença hepática crónica progredir?

As complicações da doença hepática crónica incluem: perda de peso ou fraco aumento de peso, ascite ou ascite, hipertensão da veia porta. Icterícia Se a função hepática for afetada por doenças do fígado, podem ser administrados outros medicamentos ao doente. Por exemplo, pode ser administrada vitamina K a um doente para ajudar o sangue a coagular. O transplante de fígado também é efectuado nos casos em que a pessoa não responde à terapêutica medicamentosa, ou quando o fígado está danificado devido a reparação e as suas complicações ameaçam a vida da pessoa.

A taxa de transplante hepático é mais elevada nos casos de colangite esclerosante autoimune, e a doença hepática autoimune pode recorrer após o transplante hepático, especialmente nos casos de colangite esclerosante autoimune. É claro que a maioria das crianças pode ter uma boa vida enquanto estiver a tomar medicamentos. A síndrome de Alagille é uma das doenças do fígado. A síndrome de Alagille é uma doença genética rara. Esta doença pode afetar diferentes partes do corpo, incluindo o fígado, o coração, os rins, os olhos, a face e os ossos. A síndrome de Alagille afecta aproximadamente um em cada 30.000 nados vivos.

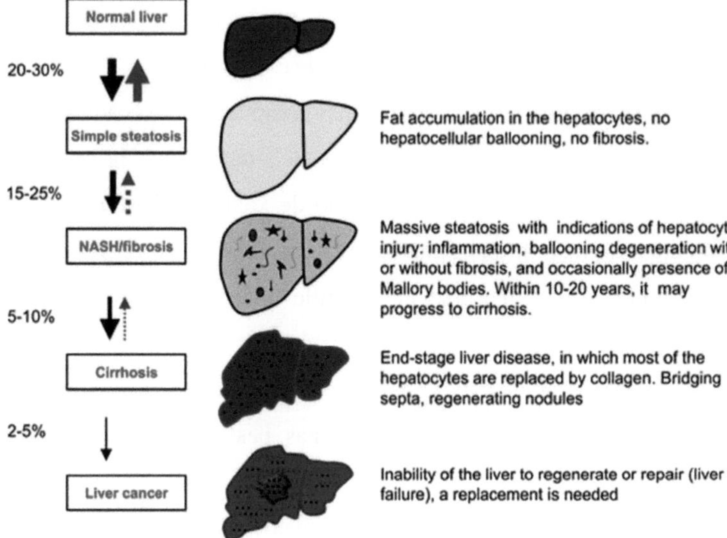

Figura 19. Esquema da progressão da doença hepática gorda não alcoólica (NAFLD)

Quais são as características da síndrome de Alagille?

A síndrome de Alagille pode afetar uma pessoa de diferentes formas, e isto é importante de pessoa para pessoa, e mesmo duas pessoas pertencentes à mesma família que são afectadas por esta síndrome podem apresentar características e sintomas diferentes. A gravidade desta síndrome é ligeira em algumas pessoas. Por isso, estas pessoas atingem a idade adulta sem conhecer a sua doença, mas a sua gravidade é maior em algumas outras, o que faz com que a sua doença seja diagnosticada numa idade jovem.

As características da síndrome de Alagille incluem o seguinte:

Anomalias hepáticas As pessoas com esta síndrome podem ter menos canais biliares do que as pessoas normais. Esta situação é também conhecida como deficiência das vias biliares. Os canais biliares transportam a bílis do fígado para a bexiga e para o intestino delgado. Quando há menos ductos biliares para transportar a bílis, esta pode acumular-se no fígado e causar lesões hepáticas. Isso pode levar à iterícia, que causa amarelecimento da pele e dos olhos.

A lesão hepática pode causar problemas como a má absorção, que pode levar a um crescimento e desenvolvimento mais lento da criança. A doença também pode levar à formação de xantomas inofensivos, que são depósitos de gordura semelhantes a caroços sob a pele. As crianças e os adultos com síndrome de Alagille apresentam frequentemente características físicas como testa proeminente, olhos fundos e queixo pequeno. Estas características não fazem com que as crianças pareçam anormais, mas sim que são comuns nas pessoas com síndrome de Alagille.

Problemas cardiovasculares ou sanguíneos Para além da doença hepática, os problemas cardíacos são uma das características mais comuns da síndrome de Alagille. Pode ocorrer um estreitamento da artéria pulmonar, o vaso sanguíneo que bombeia o sangue do coração para os pulmões. Se o problema for ligeiro, pode não causar sintomas e ser diagnosticado apenas por um sopro cardíaco que pode ser ouvido num exame ao tórax. O estreitamento da artéria pode provocar sintomas como falta de ar e fadiga.

Existem várias opções de tratamento que serão discutidas pela sua equipa médica conforme necessário. O seu filho será encaminhado para um cardiologista para avaliação e, se necessário, será organizado um plano de tratamento adequado. Anomalias oculares Uma doença ocular chamada embriotoxina posterior pode ocorrer em pessoas com síndrome de Alagille. Esta doença ocorre quando os olhos têm uma forma diferente da habitual.

Não afecta a visão e só pode ser visto se o olho for examinado com uma lâmpada chamada lâmpada de fenda. Muitas pessoas com síndrome de Alagille têm este problema, mas é mais comum em pessoas com síndrome de Alagille. Forma do esqueleto As radiografias podem mostrar uma formação anormal dos ossos da coluna vertebral. Pode ser uma simples fenda ou, por vezes, aparecer como uma borboleta nas radiografias. Esta condição só é visível nas radiografias e não causa quaisquer problemas. Podem também desenvolver-se outras características menos comuns, como problemas renais.

Qual é a causa da síndrome de Alagille?

A Alagille é uma doença genética. Os genes são constituídos por ADN e funcionam como instruções para o corpo. Os genes determinam várias características, como a cor do cabelo e a cor dos olhos. Também controlam a forma como as diferentes partes do nosso corpo se desenvolvem e funcionam. Mais de nove em cada dez pessoas com a síndrome de Alagille têm uma mutação num gene chamado JAG 1. Um número muito reduzido tem também mutações num gene chamado NOTCH2. Estes genes estão envolvidos em muitos sistemas corporais diferentes. É por isso que a síndrome de Alagille pode ter uma variedade tão grande. Temos duas cópias de cada gene no corpo, mas afetar apenas um dos 2 genes NOTCH ou 1 JAG é suficiente para causar a síndrome de Alagille. As pessoas podem ter diferentes mutações neste gene, pelo que foram identificadas mais de 430 formas diferentes destes genes.

Porque é que a síndrome de Alagille pode ter efeitos graves em algumas pessoas e efeitos mais ligeiros noutras?

Em cerca de seis em cada dez pessoas com síndrome de Alagille, a mutação é a causa da doença esporádica. Isto significa que o gene não foi transmitido de pais para filhos, mas por razões desconhecidas. Em quatro em cada dez casos, o gene que causa a síndrome de Alagille é transmitido de pais para filhos.

Quais são os efeitos da síndrome de Alagille?

Apesar de algumas pessoas com síndrome de Alagille não terem problemas com o fígado, a maioria delas terá problemas hepáticos numa determinada fase da sua vida. Um número reduzido de canais biliares pode significar que a bílis não é facilmente transportada do fígado para o intestino. Isto significa que o papel normal do fígado é afetado, causando sintomas diferentes em pessoas diferentes.

Como é que a síndrome de Alagille é tratada?

Não há cura para a síndrome de Alagille, mas existem estratégias que podem lidar com os sintomas da doença. Os principais tratamentos tratam os problemas hepáticos causados por um número reduzido de canais biliares no fígado e à sua volta. Alguns métodos comuns de tratamento da síndrome de Alagille são descritos a seguir. Estes incluem a toma de suplementos vitamínicos e medicamentos, avaliações nutricionais e, em casos raros, transplantes de fígado ou outras cirurgias. Vitaminas Se o fígado estiver danificado, as vitaminas como a A, D, E e K podem não ser corretamente absorvidas da dieta. Os bebés com síndrome de Alagille necessitam frequentemente de uma fórmula especial que contém um tipo de gordura que é mais facilmente absorvida. O aleitamento materno pode continuar, mas o bebé pode também precisar de alimentos especiais. As crianças mais velhas podem necessitar de mais calorias, que podem ser fornecidas sob a forma de bebidas ou pós com elevado teor calórico.

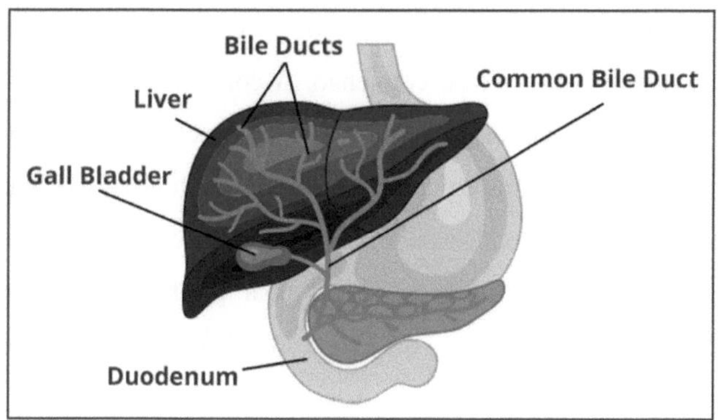

Figura 20. Definição e factos da síndrome de Alagille

O nutricionista aconselhá-lo-á sobre as alterações necessárias na dieta e fornecerá recomendações especiais para o seu filho. A síndrome de Alagille pode estar associada a falta de apetite e a problemas nutricionais. O nutricionista deve prestar especial atenção a estas crianças. Em alguns casos, pode ser recomendada a alimentação nocturna através de uma sonda nasogástrica. O transplante de fígado em doentes com doenças hepáticas é considerado apenas para um pequeno grupo de doentes com síndrome de Alagille.

O transplante é efectuado quando a doença hepática grave provoca cirrose ou quando existem sintomas que não podem ser controlados por outros métodos. O transplante de fígado em crianças com síndrome de Alagille pode ser mais complicado do que outros transplantes de fígado. Porque as crianças com síndrome de Alagille podem ter problemas que afectam o coração ou os rins. Este facto requer uma análise e discussão cuidadosa de cada caso. O transplante de fígado é considerado apenas em casos necessários.

Existe muito apoio disponível se estiver a considerar um transplante. A equipa médica do seu filho estará no local para responder a quaisquer perguntas, e a equipa familiar da CLDF ajudá-lo-á ao longo do processo. O prurido biliar remove os sais biliares do corpo através das fezes. Se o fluxo biliar for menor, os sais biliares acumulam-se no corpo, o que pode provocar comichão. A comichão pode ocorrer com ou sem iterícia. Xantomas São parecidos com verrugas e encontram-se normalmente à volta das articulações, como os cotovelos e os joelhos. Os xantomas são causados pela acumulação de colesterol em excesso sob a pele. O fígado é responsável pela produção e remoção do colesterol do corpo, mas quando está danificado, não funciona corretamente. Sangramento do nariz ou das gengivas. O fígado desempenha um papel importante na produção e armazenamento de substâncias que controlam as hemorragias. Se o fígado não estiver a funcionar corretamente, é provável que a hemorragia seja elevada. A síndrome de Alagille pode ser uma doença grave, mas muitas crianças e adultos com esta síndrome respondem bem ao tratamento e levam uma vida normal e feliz. O fluxo biliar melhora frequentemente à medida que a criança cresce e se desenvolve. É difícil prever se a doença hepática irá piorar com o tempo e se o seu filho irá responder ao tratamento.

O que é a radiologia de colangiografia?

Se os canais biliares ficarem bloqueados, podem ficar inflamados e infectados, o que se designa por colecistite. Os cálculos biliares são constituídos por material endurecido, normalmente colesterol, que se acumulou no interior da vesícula biliar.

Para além de causarem dor e inflamação nos canais biliares, os cálculos biliares podem causar o bloqueio destes canais, mesmo que a vesícula biliar do doente tenha sido removida. A visualização da via biliar durante a cirurgia da vesícula biliar ajuda o cirurgião a verificar a existência de cálculos biliares e a evitar danificar a via biliar. A colangiografia radiológica, ou patografia com água amarela, é um novo método que, ao injetar um material de contraste no ducto cístico ou no ducto biliar comum, permite obter imagens destes ductos através de raios X.

Este exame ajuda a diagnosticar claramente bloqueios e tumores e também a examinar o trajeto da via biliar. A colangiografia radiológica tem muitas utilizações na medicina e é a ferramenta mais sensível para identificar tumores biliares, cálculos biliares, colangite esclerosante, quistos de colédoco, fístulas e fugas das vias biliares. Este exame pode ser efectuado com um endoscópio (trans ampular) ou por via percutânea (transhepática).

Colangiografia trans-hepática percutânea (PTC) Radiologia

Neste método, uma agulha estreita atravessa a parte inferior e direita do tórax e entra no parênquima hepático, sendo injetado material de contraste para obtenção de imagens no interior do fígado e das vias biliares e preparadas imagens radiográficas. A percentagem de sucesso técnico depende da gravidade da dilatação da via biliar intra-hepática. A realização de THC é especialmente valiosa para demonstrar a anatomia das vias biliares em doentes com estenoses biliares benignas ou lesões malignas na parte proximal da via biliar e em casos em que a CPRE falhou. Se o material de contraste não entrar no lúmen, a ausência de obstrução não é comprovada. O THC não deve ser administrado a doentes com colangite até que a infeção não esteja controlada.

Preparação para a colangiografia

- ✓ Um exame físico para verificar o seu estado geral de saúde.
- ✓ Informe o seu médico sobre quaisquer alergias, especialmente ao corante de contraste.
- ✓ Não comer durante pelo menos 12 horas antes da cirurgia.

- ✓ Evite anticoagulantes, aspirina ou medicamentos anti-inflamatórios não esteróides (AINEs) como o ibuprofeno.

Cuidados após a colangiografia

- ✓ Utilizar analgésicos prescritos.
- ✓ Dê ao seu corpo tempo suficiente para descansar, tirando alguns dias de folga do trabalho e de outras actividades diárias.
- ✓ Se estiver a amamentar, espere pelo menos 24 horas para que o líquido de contraste saia do seu corpo antes de voltar a amamentar o seu bebé.

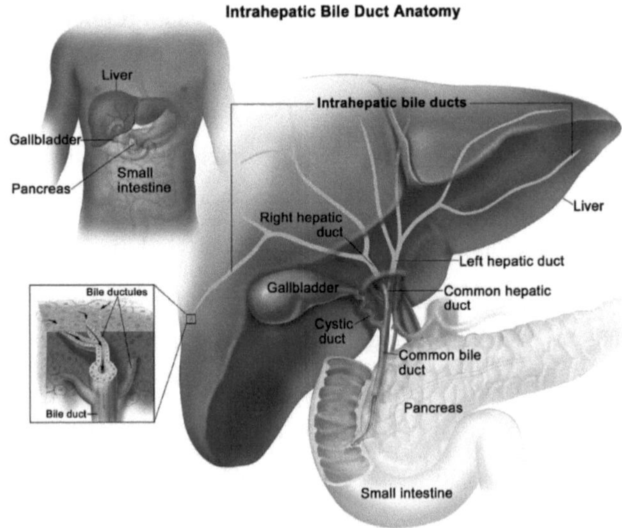

Figura 21. Colangiograma - Objetivo, procedimento e resultados

Contra-indicações para a colangiografia

- ✓ Perturbações da coagulação e hemorragias incontroláveis.
- ✓ Infeção das vias biliares.
- ✓ Ascite grave
- ✓ Sensibilidade grave ao iodo.

Complicações da colangiografia

- ✓ Danos nos canais biliares.
- ✓ Inflamação do pâncreas (pancreatite).
- ✓ Hemorragia interna.
- ✓ Infeção

Capítulo III

Ultrassom do cérebro neonatal

A natureza do ultrassom da cabeça

Na ecografia da cabeça do recém-nascido, as ondas sonoras entram no cérebro do bebé utilizando um dispositivo chamado sonda. As sondas são um meio de transmissão de sinais eléctricos que existem em diferentes formas de ultra-sons. Como resultado das ondas sonoras provenientes deste dispositivo, obtêm-se imagens a preto e branco que mostram a estrutura cerebral dos bebés e os fluidos no interior dos ventrículos. Um bom radiologista e especialista em ultra-sons efectua os exames necessários utilizando as imagens recebidas.

Para que são utilizadas as ecografias cerebrais?

Esta ecografia é normalmente utilizada para testes e investigações relacionadas com os problemas cerebrais dos bebés recém-nascidos. Existem muitas doenças, como as hemorragias cerebrais, de que as pessoas podem não ter conhecimento, mas é melhor que os controlos necessários sejam efectuados por um bom centro de ecografia. Nos bebés prematuros que apresentam sintomas hemodinâmicos instáveis, a ecografia é quase sempre utilizada como primeiro método de escolha para identificar a hidrocefalia e a hipotermia, para identificar lesões isquémicas e anomalias cerebrais. A ecografia cerebral neonatal é realizada para diagnosticar e acompanhar bebés prematuros e doentes. Esta ecografia é muito dependente do operador. É necessário que o ecologista que realiza o exame tenha uma boa formação para esta ecografia, saiba utilizar os aparelhos de ultra-sons disponíveis e tenha conhecimento da anatomia e da patologia no interior do crânio, de modo a não perder nenhum achado importante.

Nos casos em que a ecografia do cérebro do bebé mostra que o bebé tem um problema no cérebro. O médico pode utilizar outros métodos, como o EEG ou a ressonância magnética, para examinar e tratar estes problemas com maior precisão.

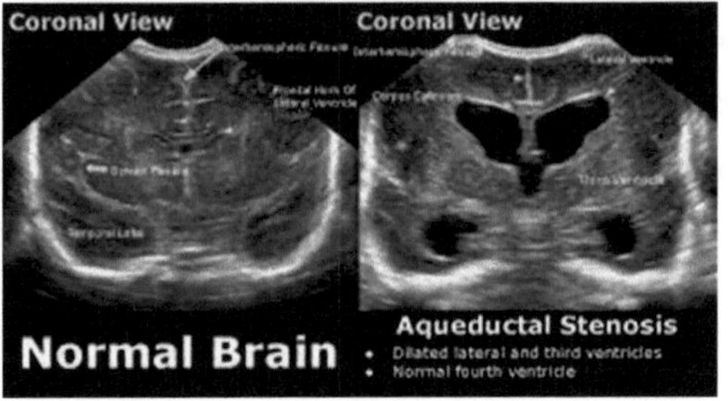

Figura 22. Imagens normais e anormais de ultrassom do cérebro neonatal

Utilizações da ecografia da cabeça em bebés

- ✓ Nos bebés que apresentam protuberâncias na zona do peito.
- ✓ Em bebés cuja cabeça é maior do que o normal.
- ✓ Exame de infecções do cérebro e das suas áreas circundantes.
- ✓ Lesão da PVL ou rutura do tecido ventricular do cérebro.
- ✓ Deteção de uma grande acumulação de líquido nos ventrículos do cérebro.
- ✓ Diagnóstico de IVH ou hemorragia cerebral.
- ✓ Verificação da presença de um tumor.

Técnica e equipamento necessários para a ecografia cerebral

As ondas sonoras não conseguem atravessar os ossos do crânio. Por conseguinte, a ecografia do crânio não pode ser realizada após o encerramento das fontanelas do crânio e pode ser realizada após a remoção de uma pequena quantidade de osso do crânio em cirurgias. A ecografia do cérebro do bebé é realizada através da fontanela anterior. A fontanela anterior é utilizada como janela de som durante o primeiro ano de vida. O encerramento da fontanela anterior começa por volta dos 9 meses e, normalmente, termina aos 15 meses.

A fontanela pode permanecer aberta em bebés prematuros e em alguns doentes com pressão cerebral aumentada, hipotiroidismo, anomalias cromossómicas e lesões ósseas após este período de tempo. Embora a fontanela possa permanecer aberta após um ano de idade, a ecografia é melhor realizada à nascença. Com a idade, a fontanela anterior encolhe e limita o campo de visão.

A maior vantagem da ecografia cerebral do recém-nascido

Uma das vantagens mais importantes deste método é a segurança da ecografia da cabeça dos bebés. Com efeito, neste método, as ondas sonoras não representam qualquer risco para a saúde do bebé e não são utilizadas radiações.

Como realizar uma ecografia da cabeça do bebé

O bebé é colocado na cama. Os pais devem estar com o bebé, para que a sua ausência não impeça a tensão e o stress da criança. Aplica-se um gel especial na superfície da sonda. Agita-se suavemente a sonda na superfície da cabeça do bebé. As ondas sonoras entram na cabeça e no cérebro do bebé através do dispositivo da sonda e fornecem imagens no monitor para o radiologista e o ecografista.

Neurossonografia fetal e sua aplicação

Entre as aplicações mais importantes da neurossonografia, podem ser mencionadas as seguintes:

- ✓ Se existirem problemas ou perturbações no cérebro do feto, é preferível realizar esta ecografia entre os 18 e os 25 anos de gravidez, para que problemas como a síndrome de Down e problemas relacionados com o líquido cefalorraquidiano possam ser detectados.
- ✓ Através da neurosonografia do sistema nervoso fetal, o tamanho da cabeça do feto e o seu volume são completamente medidos.

- ✓ O número de efeitos nocivos dos medicamentos tomados pela mãe durante a gravidez pode ser determinado pela neurosonografia.
- ✓ Pode ser muito útil para verificar o crescimento fetal, o peso, o tamanho, etc.

A principal questão no campo da realização deste diagnóstico é, na verdade, o método de o fazer, que devemos mencionar, é feito através do dispositivo. Este aparelho utiliza ondas ultra-sónicas e transmite as ondas ao abdómen e às coxas para chegar ao cérebro do feto e, finalmente, com a ajuda do aparelho, são produzidas imagens que ajudam o médico a diagnosticar eventuais problemas.

Existem medidas especiais a tomar antes da neurosonografia?

Antes de realizar qualquer um dos procedimentos de diagnóstico, é necessário realizar determinadas medidas que são explicadas na íntegra às pessoas quando visitam centros de ultra-sons, algumas das quais são

- ✓ Não se esqueça de beber água suficiente para manter a bexiga cheia.
- ✓ Não levar consigo quaisquer acessórios.
- ✓ Usar roupas confortáveis, porque é necessário desnudar a barriga até às ancas.
- ✓ Não usar saltos altos no dia da visita.
- ✓ Não se esqueça de levar os seus documentos médicos para o seu médico, se necessário.

Como efetuar uma neurosonografia durante a gravidez

Isto é feito com a ajuda de uma máquina de ultra-sons. Este aparelho dirige as ondas ultra-sónicas para o abdómen e para a coxa da mãe para chegar ao cérebro do feto. Em seguida, a reflexão das ondas ultra-sónicas do tecido cerebral do feto é visualizada com a ajuda de uma máquina de ultra-sons.

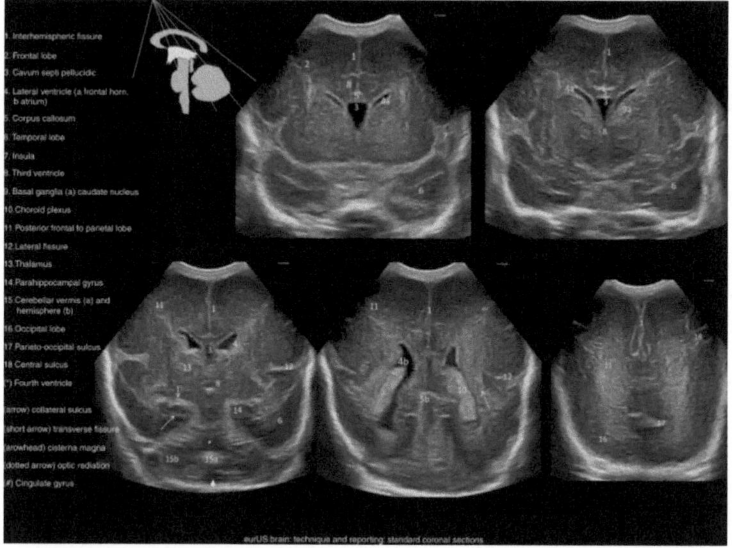

Figura 23. Ultrassom cerebral neonatal de última geração: técnica e relatório

Estas imagens ajudam a verificar com grande precisão os problemas cerebrais do feto. Como já foi referido, a neurossonografia é um método de imagiologia médica utilizado para diagnosticar doenças cerebrais em fetos. Durante o processo de neurossonografia, as ondas de ultra-sons são enviadas para o corpo através de um feixe sonoro. Essas ondas interferem nos órgãos e tecidos internos do corpo e retornam ao aparelho de neurossonografia como um reflexo. O aparelho de neurossonografia converte então estas reflexões em imagens visíveis.

Como é efectuada a neurossonografia?

Algumas das aplicações da neurossonografia são:

1- Diagnóstico de perturbações cerebrais no feto: A neurossonografia é especialmente útil durante a gravidez, entre as 18 e as 25 semanas, para identificar perturbações como a síndrome de Down, a síndrome da espinha bífida, perturbações relacionadas com o líquido cefalorraquidiano e as que se encontram numa categoria perigosa para o feto.

2- Investigação de alterações neurológicas no feto: A neurossonografia pode ajudar os profissionais médicos a medir as alterações neurológicas do feto, incluindo o tamanho da cabeça e do cérebro, o volume das diferentes áreas do cérebro e o sistema nervoso do feto.

3- Investigação dos efeitos nocivos dos medicamentos maternos sobre o sistema nervoso do feto: os medicamentos maternos podem ter efeitos nocivos sobre o sistema nervoso do feto. Estes efeitos podem ser verificados através da neurosonografia.

4- Monitorização do crescimento fetal: A neurossonografia também é utilizada como um método eficiente para monitorizar o crescimento fetal e a condição física durante a gravidez. Através da neurossonografia, é possível ter acesso à precisão e velocidade do crescimento fetal, ao peso do feto e ao tamanho da sua cabeça e abdómen. Além disso, a neurossonografia é utilizada para diagnosticar infecções sexuais e verificar os ovários e o útero. Este método é também muito útil para verificar o estado dos tumores uterinos e diagnosticar outros sintomas clínicos.

Neurossonografia do cérebro fetal

Na neurossonografia, é utilizado um dispositivo chamado transdutor. O transdutor produz ondas de ultra-sons que são enviadas para o interior do corpo do doente. De acordo com o tipo de investigação, o transdutor é colocado em diferentes posições. Por exemplo, na neurosonografia do cérebro fetal, o transdutor é colocado no abdómen da mãe. Quando as ondas de ultra-sons são enviadas para o corpo, os tecidos e órgãos internos reflectem-nas. Em seguida, o transdutor recebe essas reflexões e as envia para o aparelho de neurossonografia. A máquina de neurossonografia produz então imagens visíveis através da análise destas reflexões.

Além disso, a neurossonografia é utilizada para diagnosticar problemas neurológicos, como o diagnóstico de perturbações do movimento, o diagnóstico de perturbações oculares, o diagnóstico de problemas de voz e o diagnóstico de problemas digestivos em crianças e adultos. A utilização da neurossonografia é muito bem acolhida devido à sua elevada segurança no diagnóstico de doenças cerebrais e neurológicas em crianças e adultos. Este método é muito exato e pode ser utilizado como método de diagnóstico primário em muitos casos. A neurossonografia é muito importante para muitos doentes devido ao seu preço mais baixo do que outros métodos, como a radiografia e a ressonância magnética. Além disso, este método é muito adequado para utilização em doentes grávidas, crianças e idosos devido à ausência de impacto negativo na saúde do doente.

Hidrocefalia, causas, diagnóstico e tratamento

O termo hidrocefalia, que consiste em duas palavras hidro (água) e safal (crânio), refere-se à acumulação de água no interior do crânio. Como sabe, um líquido claro chamado líquido cefalorraquidiano (LCR) circula à volta do cérebro e em espaços chamados ventrículos cerebrais. Este líquido é produzido nos ventrículos e desloca-se para o cérebro e à volta da medula espinal, lava os tecidos nervosos e depois é absorvido pelo sangue na parte superior do crânio. Se, por qualquer razão, o líquido cefalorraquidiano se acumular no crânio com um volume anormal, e se esta acumulação de líquido ocorrer nos ventrículos na maior parte das vezes, ocorrerá hidrocefalia. A hidrocefalia é uma das doenças que pode acontecer a qualquer pessoa em qualquer idade, mas é mais provável que ocorra em bebés e em adultos com mais de 60 anos. De acordo com as estatísticas obtidas no National Institute of Neurological Disorders and Stroke (NINDS), acredita-se que uma a duas em cada mil crianças nascidas têm hidrocefalia, e normalmente este problema ocorre antes do nascimento, durante o parto ou no início do nascimento da criança .

Agora, em resposta à pergunta, o que é a hidrocefalia? Já lhe fornecemos informações. Por isso, a seguir, vamos aprender sobre outras questões relacionadas com esta doença, para que possa consultar um médico de hidrocefalia imediatamente após ver os seus sintomas. Tenha em atenção que o diagnóstico e o tratamento atempados reduzem as complicações da hidrocefalia e facilitam o processo de tratamento.

Sintomas da hidrocefalia

É uma das doenças que pode causar lesões graves no cérebro. Por isso, conhecer os seus sintomas é essencial para um diagnóstico atempado. Por outro lado, os sintomas da hidrocefalia são muito diferentes de pessoa para pessoa e em diferentes grupos etários. A possibilidade de hidrocefalia em bebés e de hidrocefalia em crianças é maior do que noutras idades, mas os adultos também podem contrair esta doença. Vamos agora continuar a analisar os sintomas desta doença para que os possa conhecer melhor.

Sintomas de hidrocefalia em bebés

- ✓ Cabeça de tamanho invulgarmente grande.
- ✓ Inchaço da zona mole da cabeça.
- ✓ Os olhos são desviados para baixo.
- ✓ Sonolência.
- ✓ Irritabilidade.
- ✓ Veias proeminentes do couro cabeludo.

- ✓ Convulsões
- ✓ Chorar muito
- ✓ Baixa pressão e força muscular.
- ✓ Má alimentação.
- ✓ Aumento rápido do perímetro cefálico.

Hidrocefalia e lesões cerebrais graves

Os sintomas da hidrocefalia em crianças e adolescentes incluem:

- ✓ Choros e gritos curtos.
- ✓ Alterações relacionadas com a estrutura facial.
- ✓ Dor de cabeça.
- ✓ Dificuldade em adormecer ou em acordar.
- ✓ Espasmos musculares.
- ✓ Náuseas e vómitos.
- ✓ Perturbação da marcha e falta de equilíbrio.
- ✓ Abrandamento do processo de crescimento.
- ✓ Incapacidade de concentração e de aprendizagem.
- ✓ falta de apetite
- ✓ Dificuldade em engolir.
- ✓ Incontinência urinária.
- ✓ Alterações de personalidade.
- ✓ Visão turva ou dupla.

Nesta secção, há outro aspeto que deve ser mencionado: o aumento do volume do líquido cefalorraquidiano nos nervos ópticos também pode levar a uma diminuição da visão. Naturalmente, existem diferentes tipos de perturbações relacionadas com os olhos, que iremos abordar mais adiante.

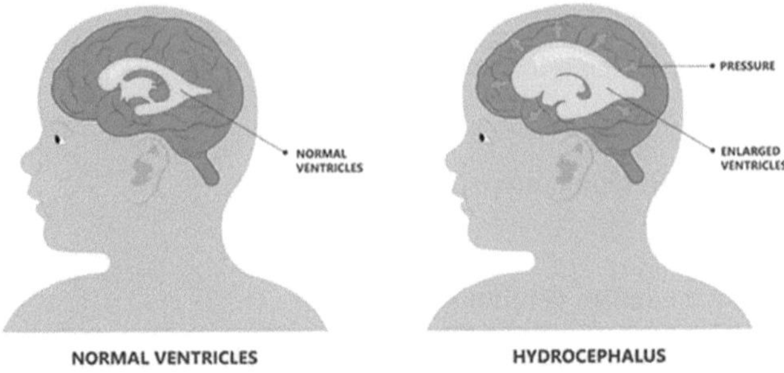

Figura 24. Hidrocefalia

Estrabismo

Quando esta perturbação ocorre, os olhos deixam de estar direitos e podem virar-se subitamente para a esquerda. Esta perturbação também pode ser uma complicação do shunt.

Paralisia do olhar

Esta perturbação é comum à maioria das pessoas que sofrem de hidrocefalia, em que a pessoa afetada não consegue mover os olhos para cima.

Nistagmo

Durante o desenvolvimento desta doença, os olhos têm movimentos rápidos e anormais.

Sintomas da hidrocefalia no adulto

- ✓ Memória fraca
- ✓ Dificuldade em andar.
- ✓ Letargia grave
- ✓ Demência ligeira.
- ✓ Falta de equilíbrio e de coordenação do corpo.

- ✓ Dores de cabeça graves e crónicas.
- ✓ Náuseas e vómitos.
- ✓ Perturbação das capacidades cognitivas.
- ✓ Problemas de bexiga.

Quais são as causas da hidrocefalia?

A hidrocefalia pode ser congénita à nascença ou adquirida ao longo do tempo como resultado de uma lesão ou doença.

Hidrocefalia congénita

Um bebé pode nascer com hidrocefalia ou desenvolvê-la pouco depois do nascimento. Nestas situações, a hidrocefalia é causada pelos seguintes factores

- ✓ Anomalias genéticas hereditárias que podem bloquear o fluxo do líquido cefalorraquidiano (LCR).
- ✓ Bebés com perturbações do desenvolvimento, tais como defeitos congénitos no cérebro, na coluna vertebral ou na espinal medula.
- ✓ A hidrocefalia congénita pode também ser uma complicação de um parto prematuro e de uma hemorragia ventricular.

Entre outras coisas que podem ser mencionadas como causa da hidrocefalia fetal está a infeção durante a gravidez. Por exemplo, apanhar rubéola ou sífilis durante a gravidez pode levar a uma inflamação no tecido cerebral do feto. A hidrocefalia congénita é uma das anomalias mais comuns que podem afetar o sistema nervoso do feto ou do recém-nascido. Agora, como esta complicação pode causar muitos problemas, o momento de diagnosticar a hidrocefalia no feto é muito importante. Antigamente, o método de derivação era tradicionalmente utilizado para detetar e tratar esta doença, mas hoje em dia é possível diagnosticar a hidrocefalia através da ecografia. De facto, a ecografia do feto mostra que os ventrículos do cérebro estão a crescer de forma anormal, neste caso o médico apercebe-se de que existe um problema. Recomenda-se consultar o melhor neurocirurgião numa situação destas para obter a orientação necessária.

Diagnóstico da hidrocefalia na criança

Por vezes, os exames e as ecografias realizados durante a gravidez não revelam a doença da hidrocefalia no feto. Como resultado, a criança nascerá com a mesma doença. Quais são as condições para diagnosticar esta doença após o nascimento do bebé?

1- Realização de ultra-sons do cérebro: um dos métodos mais eficazes para diagnosticar esta doença é a utilização de ondas sonoras de alta frequência para receber imagens do cérebro. Este método de diagnóstico é feito principalmente quando o crânio ou as costuras do crânio do bebé estão abertas.

2- A aparência do recém-nascido: Outra forma de diagnosticar a hidrocefalia é prestar atenção ao aspeto do recém-nascido. Se estas crianças tiverem este problema, têm uma cabeça e um crânio grandes, que ficam completamente claros após o nascimento, e o médico pode detetar este problema medindo o perímetro cefálico do bebé. Outros sintomas, como vómitos frequentes, convulsões e inquietação, também podem indicar este problema.

3- Tomografia computorizada: A TAC é um tipo de imagiologia efectuada com a ajuda de raios X. O resultado desta imagem mostra completamente o cérebro e os seus ventrículos. Naturalmente, este método não é recomendado devido às suas desvantagens.

4- RESSONÂNCIA MAGNÉTICA: A ressonância magnética pode ser mencionada entre outros métodos de diagnóstico de hidrocefalia numa criança. Este método é utilizado para avaliar a quantidade de líquido acumulado no cérebro e, uma vez que é utilizado um campo magnético e ondas de rádio, pode ser um método adequado e prático para diagnosticar esta doença.

A hidrocefalia fetal é tratável?

Até agora, examinámos os métodos de diagnóstico desta doença, mas a questão que pode surgir para muitas pessoas é se há ou não cura para a hidrocefalia fetal? o que deve ser dito, felizmente, esta doença é uma das doenças para as quais há cura e este problema pode ser resolvido através de métodos comuns e diferentes, mas não se esqueça que se este problema não for tratado, serão causados danos graves ao cérebro e a criança pode perder a sua capacidade mental e física. De seguida, examinaremos alguns métodos de tratamento desta doença.

1- Shunting: Um dos métodos mais comuns de tratamento da hidrocefalia pode ser considerado a cirurgia de derivação, que também é conhecida como sistema de drenagem. Um shunt é na verdade um tubo longo e flexível que pode remover o excesso de líquido cefalorraquidiano do corpo. Para realizar esta cirurgia, é necessário escolher o melhor neurologista para que o tubo seja colocado pelo cirurgião num dos ventrículos e o outro lado do tubo fique no abdómen. Normalmente, os bebés que optam por este método têm de utilizar o sistema de derivação para o resto das suas vidas.

2- Cirurgia endoscópica da hidrocefalia: Este método é considerado um dos métodos cirúrgicos minimamente invasivos, que é utilizado para esvaziar o líquido cefalorraquidiano acumulado e reduzir a pressão sobre o cérebro e o crânio. Este método é normalmente utilizado quando outros métodos não cirúrgicos, como o tratamento da hidrocefalia com medicamentos ou a utilização de um shunt, falharam. É claro que, por vezes, o líquido cefalorraquidiano exerce demasiada pressão sobre o cérebro, caso em que se recorre imediatamente à cirurgia da hidrocefalia para evitar danos graves no cérebro.

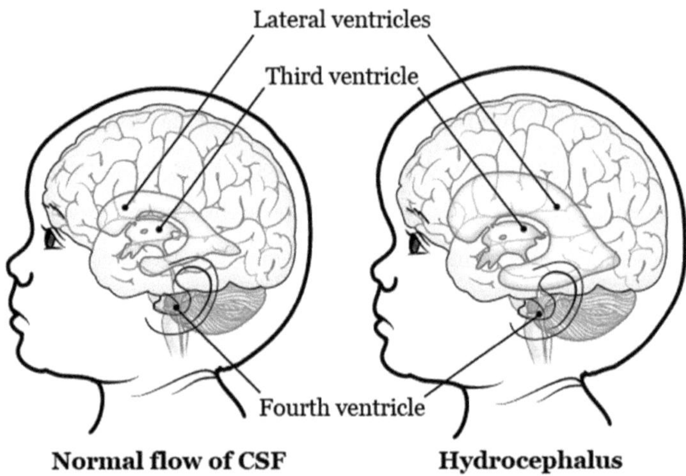

Figura 25. Sobre a sua cirurgia de terceira ventriculostomia endoscópica (ETV) para pacientes pediátricos

Diferentes tipos de hidrocefalia

A hidrocefalia é uma das doenças que tem diferentes tipos e as condições e características relacionadas com cada um deles são diferentes. A seguir, vamos conhecer os diferentes tipos de hidrocefalia e as explicações relacionadas com cada um deles para que possa ter um diagnóstico correto desta doença.

1- Hidrocefalia congénita: Como o nome indica, este tipo de hidrocefalia está presente desde o nascimento e deve-se muito provavelmente aos acontecimentos ou efeitos que o feto sofreu durante a gravidez. Também é possível que tenham ocorrido anomalias genéticas que tenham conduzido à hidrocefalia fetal.

2- Hidrocefalia adquirida: A hidrocefalia adquirida é uma doença que ocorre após o nascimento e pode ocorrer em pessoas de diferentes idades, podendo causar danos ou outros problemas. É preciso ter em conta que a hidrocefalia adquirida também se divide em dois tipos: de comunicação e de não comunicação, mas o que é a hidrocefalia de comunicação, ou como ocorre a hidrocefalia de não comunicação?

3- Hidrocefalia comunicante: A hidrocefalia comunicante ocorre quando o fluxo do líquido cefalorraquidiano é bloqueado depois de sair dos ventrículos do cérebro. Agora, de acordo com essas condições, o líquido cefalorraquidiano ainda pode fluir entre os ventrículos abertos. Por conseguinte, este tipo de hidrocefalia é designado por comunicação.

4- Hidrocefalia não comunicante: Este tipo de hidrocefalia, também conhecida como hidrocefalia obstrutiva, ocorre quando o fluxo do líquido cefalorraquidiano é bloqueado ao passar por uma ou mais vias ventriculares estreitas.

Existem dois outros tipos de hidrocefalia que podem ser considerados relacionados com a hidrocefalia no adulto. Estes dois são:

1- Hidrocefalia Ex Vacu: Quando o cérebro é atingido ou danificado, ou quando uma pessoa tem um acidente vascular cerebral, este tipo de hidrocefalia ocorre e o tecido cerebral pode ser danificado em condições.

2- Hidrocefalia com pressão normal: a hidrocefalia com pressão normal ocorre em qualquer idade, mas geralmente os idosos sofrem desta complicação. Este tipo de hidrocefalia ocorre por vezes devido a hemorragia subaracnoideia, infeção, tumor cerebral, cirurgia e traumatismo craniano.

Diagnóstico da hidrocefalia

Para prevenir a hidrocefalia grave no feto e mesmo em adultos, esta doença deve ser diagnosticada imediatamente. Por isso, ao sentir os sintomas dessa condição, procure o melhor neurologista. O médico primeiro faz uma avaliação clínica para conhecer o estado do paciente. Depois, para um diagnóstico mais preciso, ele também prescreverá outros exames, que incluem:

- ✓ Tomografia computorizada (TC).
- ✓ Imagem por ressonância magnética (MRI).
- ✓ Punção lombar (punção lombar).
- ✓ Monitorização da pressão intracraniana.
- ✓ Cisternografia isotópica.

A realização desses exames e os resultados que eles trazem ajudam o médico a fazer um diagnóstico correto sobre a gravidade da doença e sua possível causa. Portanto, ao suspeitar de hidrocefalia, consulte um neurologista online para obter as orientações necessárias e não ameaçar sua saúde.

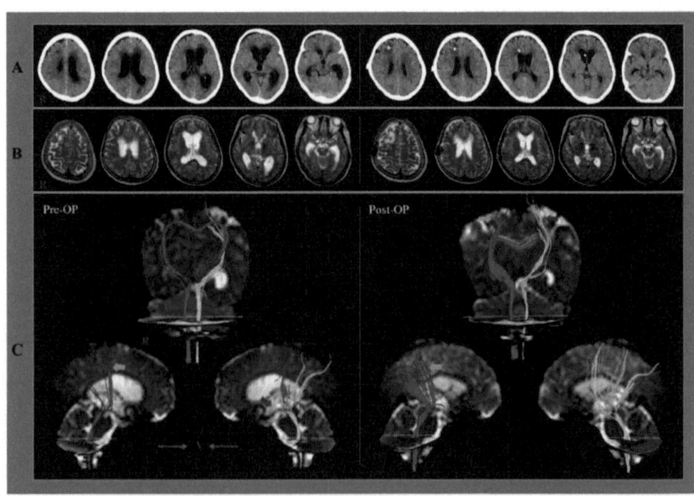

Figura 26. Papel da imagem de tensor de difusão no diagnóstico

Tratamento da hidrocefalia

Uma vez que as complicações da hidrocefalia em adultos e crianças podem ser graves, é necessário tratar esta doença. Em relação a esta questão, importa dizer que existem vários métodos de tratamento para a hidrocefalia, mas na maioria dos casos, a cirurgia da hidrocefalia é utilizada quando o líquido cefalorraquidiano exerce muita pressão sobre o cérebro e o crânio, mas ter uma dieta adequada ou utilizar um tratamento à base de plantas para a hidrocefalia também pode ser eficaz e ajudar o doente. De seguida, vamos examinar estes diferentes métodos para que se possa familiarizar com eles.

1- Ter uma dieta correcta: uma dieta correcta é muito adequada no tratamento e prevenção desta doença. Por isso, se conseguir fazer uma dieta que nutra bem o seu corpo, a probabilidade de desenvolver esta doença será muito baixa. Por isso, se o médico lhe diagnosticar hidrocefalia ligeira, determine a dieta adequada para si. Por exemplo, uma dieta de desintoxicação composta por uma dieta de frutas ajudá-lo-á a eliminar todas as toxinas do seu corpo. Para tal, é necessário comer apenas fruta sem adição de açúcar ou sal durante alguns dias. Além disso, nesta dieta, deve evitar o açúcar, a farinha refinada, os lacticínios, os enchidos, a salsicha, o café, o chocolate, os aperitivos, etc.

2- Tratamento fitoterápico da hidrocefalia: Sementes oleaginosas, grãos, legumes frescos, salada e coisas como chá de chia e levedura, clorofila e chá verde estão entre as coisas que podem ser usadas como tratamento fitoterápico para hidrocefalia. Além disso, é possível evitar esse tipo de problema na idade adulta consumindo esses tipos de alimentos. É claro que é recomendável consultar o seu médico de hidrocefalia para escolher uma dieta e um tratamento à base de plantas e certificar-se de que estes tipos de alimentos não causam danos ao seu corpo.

A hidrocefalia causa a morte?

Uma das perguntas que muitos doentes fazem é: a hidrocefalia causa a morte? Relativamente a esta questão, importa dizer que, se esta complicação não for diagnosticada e tratada, pode pôr em perigo a vida do doente e causar a morte. Como já leu, neste artigo analisámos a doença da hidrocefalia em crianças e adultos e tudo o que precisa de saber sobre esta doença, incluindo os sintomas da doença, as suas causas e métodos de tratamento. Por conseguinte, recomenda-se que, quando os sintomas desta doença aparecerem, se dirija imediatamente ao melhor neurologista para que o processo de diagnóstico e tratamento possa ser efectuado no mais curto espaço de tempo possível.

A derivação está associada a complicações especiais?

Por vezes, o shunt pode ter problemas como bloqueio ou falha mecânica, ou pode ter de ser alongado ou substituído.

A hidrocefalia tem uma cura completa e a 100%?

Existe a possibilidade de um tratamento completo e a 100%, mas é preciso dizer que nem sempre é esse o caso e que muitos doentes não obtêm um tratamento completo.

Como reduzir o risco de hidrocefalia no feto?

A realização dos cuidados necessários durante a gravidez, as vacinas necessárias, o rastreio e os exames periódicos são alguns dos métodos que podem contribuir para reduzir o risco de hidrocefalia no feto.

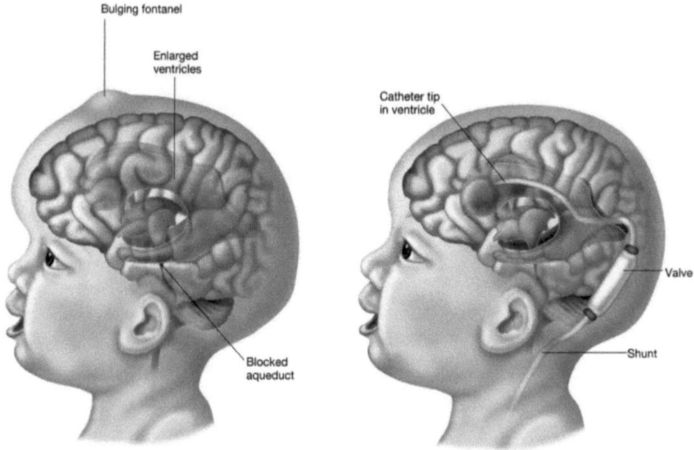
Bulging fontanel
Enlarged ventricles
Blocked aqueduct
Catheter tip in ventricle
Valve
Shunt

Figura 27.

Capítulo IV

Radiografia de tórax neonatal

Uma breve introdução à radiografia do tórax

Tanto os raios X como os raios radioactivos são nocivos e perigosos se entrarem no nosso corpo em excesso de uma determinada quantidade. Em grandes quantidades, estes raios perturbam o funcionamento das células e a sua reprodução, enquanto é possível que os raios X em grandes quantidades provoquem perturbações temporárias e, em quantidades muito grandes, podem provocar cancro ou mesmo a morte. Um pediatra e subespecialista em hematologia e oncologia pediátrica, relativamente ao risco de a radiologia e os raios X aumentarem o cancro nas crianças, afirmou A principal preocupação é que a exposição à radiação possa aumentar ligeiramente o risco de desenvolvimento de cancro nas crianças e, claro, esta preocupação é justificada, mas alguns destes raios podem provir de fontes naturais e outros de experiências.

É claro que, normalmente, são utilizadas doses muito pequenas de radiação em experiências médicas com crianças e não há motivo para preocupação, mas o aumento da exposição à radiação aumenta o risco de cancro. Por exemplo, uma radiografia normal do tórax fornece aproximadamente a mesma quantidade de radiação que seria normalmente recebida em dois ou três dias pela radiação ambiente, e esta radiação não é muito elevada.

Por outro lado, uma tomografia computorizada do tórax tem várias centenas de vezes esta quantidade de radiação e é igual à radiação de dois anos. Aqui temos de responder à pergunta: que quantidade de raios X é perigosa para a saúde? O grau de risco que os raios X representam para a saúde depende da quantidade de radiação que entra no corpo. Se esta quantidade estiver dentro do limite permitido, não causa problemas, mas mais do que isso é perigoso. Além disso, os cientistas calcularam o número permitido de raios X ou de raios radioactivos que cada pessoa pode receber sem qualquer problema específico. Trata-se de uma quantidade cumulativa, o que significa que a quantidade total de radiação que é irradiada para o seu corpo durante um ano deve ser inferior a um determinado valor.

A quantidade de radiação recebida é medida numa escala designada por milisievert mSv. No nosso ambiente de vida, existe naturalmente alguma radiação radioactiva e cada pessoa recebe naturalmente 3 milisieverts de radiação do ambiente circundante todos os anos. A quantidade de radiação recebida pelo corpo durante a imagiologia médica é muito inferior à que provoca o cancro. Nos sobreviventes das explosões de Hiroshima e Nagasaki, que receberam cerca de 180 milisieverts de radiação, não se verificou qualquer caso de aumento do risco de cancro. Naturalmente, as radiografias, as tomografias computorizadas e os exames com radioisótopos devem ser evitados no primeiro trimestre da gravidez. Porque podem prejudicar o feto em desenvolvimento. Os raios radioactivos são raios gama, que obviamente também são raios electromagnéticos, mas o seu comprimento de onda é mais curto do que o dos raios X e o seu poder de penetração é maior, e existem naturalmente algumas quantidades de raios radioactivos no ambiente natural que nos rodeia. Mesmo dentro do nosso corpo, ocorrem 9.000 decaimentos radioactivos por segundo. Por conseguinte, o nosso corpo está naturalmente exposto a alguma radiação radioactiva durante o dia.

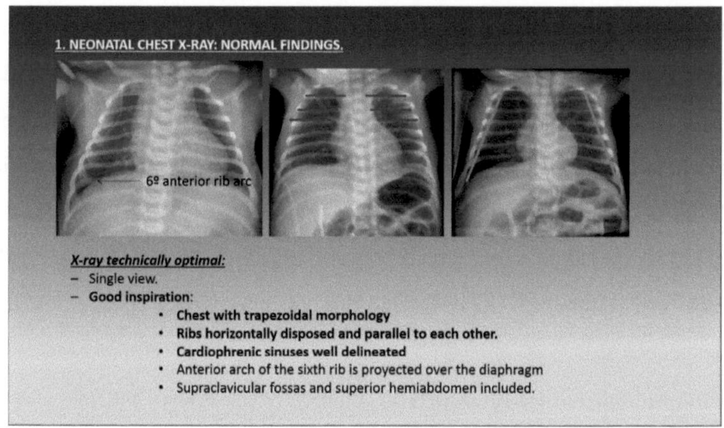

Figura 28. EPOS™ - C-2351

Complicações e perigos dos raios X nas crianças

A exposição aos raios X, por si só, não causa sintomas. A exposição a níveis elevados de radiação de raios X pode aumentar o risco de uma criança desenvolver cancro no futuro. Por exemplo, uma radiografia normal do tórax produz a mesma quantidade de radiação que se recebe normalmente do ambiente ao longo de 2-3 dias. Isto não é muito e é menos do que aquilo que se recebe numa viagem de avião. Em contrapartida, uma TAC torácica normal expõe-no a centenas de vezes mais radiação. Isto é aproximadamente igual à quantidade de radiação que receberá ao longo de vários anos. Obviamente, as radiografias que cobrem mais partes do corpo expõem o bebé a mais radiação do que os exames que apenas incidem sobre uma pequena parte do corpo.

A proteção pode ajudar a reduzir a exposição à radiação. Este método envolve a utilização de um dispositivo, como um avental de chumbo, para proteger outras partes do corpo da criança da radiação. Cada vez que é realizado um exame de raios X, dependendo do tipo, da gravidade e de outros factores, aumenta a probabilidade global de a criança desenvolver cancro.

Em geral, uma criança que tenha efectuado dezenas de tomografias computadorizadas corre um risco maior de ter problemas relacionados com a radiação do que uma criança que tenha efectuado apenas algumas radiografias. Por muito assustador que seja ser exposto a raios X, é importante considerar os benefícios dos raios X e de outros exames que possam expor o seu filho a outras radiações. O médico do seu filho terá em conta a importância dos exames para evitar exames desnecessários.

Uma radiografia ao tórax produz imagens do coração, pulmões, vasos sanguíneos, vias respiratórias e ossos do tórax e da coluna vertebral. Uma radiografia ao tórax pode revelar líquido dentro ou à volta dos pulmões ou ar à volta dos pulmões. Se for ao médico com dores no peito, lesões no peito ou falta de ar, será efectuada primeiro uma radiografia ao tórax. Através destas imagens, o médico pode determinar a existência de problemas como problemas cardíacos, pneumonia, vias respiratórias, costelas partidas, enfisema, cancro ou quaisquer outras doenças. A radiografia do tórax é um método comum de diagnóstico de doenças.

Este método também pode ser utilizado para determinar a eficácia de um determinado tratamento. Algumas pessoas fazem uma série de radiografias do tórax ao longo de um período de tempo para determinar se o problema está a melhorar ou a piorar. A radiografia do tórax ajuda o médico a diagnosticar problemas no coração e nos pulmões. A radiografia do tórax é o tipo de exame mais comum. Se o médico suspeitar de uma doença cardíaca ou pulmonar, a radiografia do tórax é um dos primeiros procedimentos a que será submetido. Este tipo de exame também é utilizado para verificar a reação do organismo a um determinado tratamento. A radiografia do tórax pode detetar várias coisas no interior do corpo.

Aplicação da radiografia do tórax

1- Determinar o estado dos pulmões: a radiografia do tórax pode detetar cancro, infeção ou ar acumulado no espaço à volta do pulmão. Além disso, este exame é utilizado para detetar doenças pulmonares crónicas, como o enfisema ou a fibrose quística, e complicações relacionadas com estas doenças.

2- Problemas pulmonares relacionados com o coração: A radiografia do tórax pode detetar alterações ou problemas nos pulmões causados por problemas cardíacos. Por exemplo, a presença de líquido nos pulmões (edema pulmonar) pode ser o resultado de uma insuficiência cardíaca congestiva.

3- Determinar o tamanho e a forma do coração: As alterações do tamanho e da forma do coração podem indicar insuficiência cardíaca, líquido à volta do coração (derrame pericárdico) ou problemas nas válvulas cardíacas.

4- Vasos sanguíneos: Uma vez que o contorno dos grandes vasos perto do coração (aorta e artéria pulmonar) pode ser visto na radiografia do tórax, esta pode identificar aneurismas da aorta, outros problemas dos vasos sanguíneos ou doenças cardíacas congénitas.

5- Deposição de cálcio: A radiografia do tórax pode determinar a presença de cálcio no coração e nos vasos sanguíneos. A presença de depósitos de cálcio pode indicar danos nas válvulas cardíacas, nas artérias coronárias, no músculo cardíaco ou no saco pericárdico. Os depósitos de cálcio nos pulmões devem-se frequentemente a uma infeção antiga e não tratada.

6- Fracturas: as fracturas das costelas e da coluna vertebral ou outros problemas ósseos podem ser visíveis através da radiografia do tórax.

7- Alterações pós-operatórias: A radiografia do tórax é muito útil para verificar a recuperação do doente após uma cirurgia ao tórax, como uma cirurgia ao coração, aos pulmões ou ao esófago. O médico pode observar e verificar quaisquer linhas ou tubos que tenham sido colocados durante a cirurgia para verificar se existem fugas de ar ou áreas de acumulação de fluidos ou ar.

8- Pacemaker, eletrochoque cardíaco ou cateter: O pacemaker e o eletrochoque cardíaco têm um fio que está ligado ao coração e que assegura que o batimento cardíaco e o seu ritmo são normais. Um cateter é um tubo muito pequeno que é utilizado para administrar medicamentos ou para fazer diálise. A radiografia do tórax é normalmente efectuada após a colocação de dispositivos médicos, para garantir a sua colocação correcta.

Riscos da radiografia torácica

Pode estar preocupado com a exposição aos raios X, especialmente se os fizer regularmente, mas a quantidade de radiação dos raios X é muito baixa. Esta quantidade é ainda mais baixa do que a quantidade de radiação que entra em si a partir do ambiente circundante. Embora os benefícios desta radiografia ultrapassem os riscos, pode ser-lhe dado um avental de proteção. Se estiver grávida ou pensar que pode estar grávida, deve informar o seu médico. O procedimento pode ser efectuado de forma a proteger o abdómen da radiação.

Trabalho antes da radiografia

Antes da radiografia ao tórax, normalmente tem de despir a roupa da cintura para cima e vestir roupa especial. Também deve retirar as jóias. A roupa e as jóias podem interferir com as imagens de raios X. Durante o procedimento, o seu corpo é colocado entre uma máquina que produz raios X e um ecrã que produz imagens digitalmente. Poderá ser-lhe pedido que se coloque em diferentes posições, para que sejam obtidas imagens de diferentes partes do tórax. Durante uma visão frontal do corpo, o paciente coloca-se em frente ao ecrã, levanta os braços ou mantém-nos ao lado do corpo. O técnico pode pedir-lhe que respire fundo e que o faça durante alguns segundos. Manter a respiração depois de inspirar ajuda o coração e os pulmões a aparecerem claramente na imagem. Durante a vista lateral, vira-se e coloca um ombro no ecrã e levanta a mão para cima. Mais uma vez, pode ser-lhe pedido que respire fundo e o mantenha durante alguns segundos. A radiografia do tórax é normalmente indolor. Não sentirá nada quando a radiação passar pelo seu corpo. Se não conseguir estar de pé, pode ser examinado sentado ou deitado.

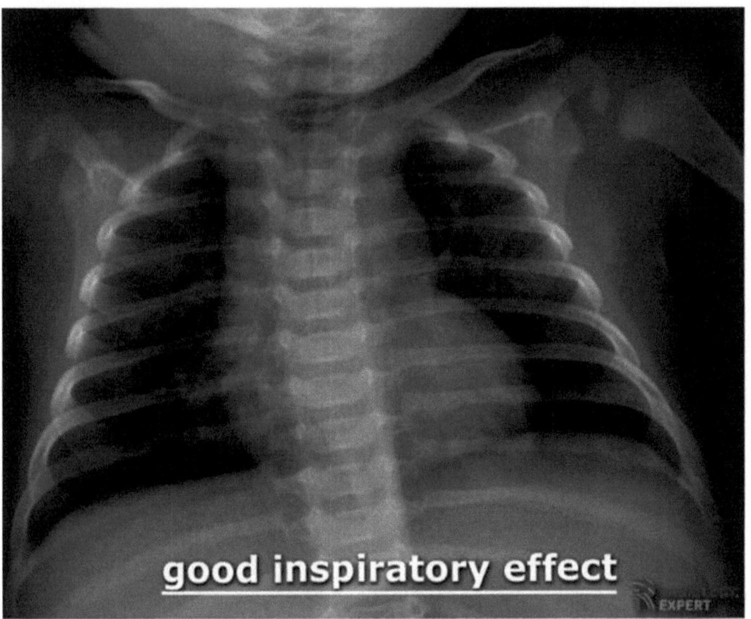

Figura 29. Criança com radiografia do tórax

Os resultados da radiografia

A radiografia do tórax produz uma imagem a preto e branco dos órgãos do tórax. As estruturas que bloqueiam a radiação aparecem a branco e as estruturas que permitem a passagem da radiação aparecem a preto. O médico examina a imagem da radiografia ao tórax. Como os ossos são muito densos, aparecem a branco. O coração também é mostrado como uma área brilhante. Os pulmões enchem-se de ar e podem bloquear uma pequena quantidade de radiação. Por isso, aparecem mais escuros e mais sombrios do que as restantes áreas.

Como é realizada a ecografia pulmonar em crianças e bebés e quais são as suas utilizações?

Durante várias décadas, a ecografia do tórax e, em especial, dos pulmões, foi utilizada para diagnosticar doenças em bebés e crianças. A inflamação e a infeção do tecido pulmonar causam problemas pulmonares. A entrada de agentes virais, bacterianos, fúngicos ou parasitários nos pulmões é a causa da infeção. Uma infeção nos pulmões é designada por pneumonia. A pneumonia é muito perigosa para bebés e crianças e o seu diagnóstico é considerado uma medida de emergência. Existem diferentes métodos de imagiologia para detetar a pneumonia. A maioria dos métodos de imagiologia, incluindo a radiografia e a tomografia computorizada, cria imagens do interior do corpo utilizando raios X. A radiação dos raios X pode danificar os tecidos vivos e alterar o ADN.

Por este motivo, a sua utilização é perigosa para bebés e crianças em idade de crescimento. A principal preocupação em relação à radiação dos raios X é o aumento do risco de cancro na criança. Por outro lado, para realizar exames de raios X e TAC em bebés e crianças, estes devem ser transferidos para o departamento de radiologia.

A transferência para o departamento de radiologia e a utilização de anestesia para a obtenção de imagens prolonga o processo de diagnóstico e atrasa o tratamento. Em casos de emergência e especiais, recomenda-se a utilização da ecografia torácica em vez da radiografia e da TAC. Na ecografia, são utilizadas ondas de ultra-sons para a obtenção de imagens, que são completamente inofensivas. Para realizar uma ecografia pulmonar (LUS), o radiologista cobre o tórax do bebé ou da criança com gel de ultra-sons e coloca a sonda de ultra-sons sobre ele. As imagens são visualizadas simultaneamente no monitor. A ecografia pulmonar demora normalmente entre 10 minutos e meia hora.

A ecografia torácica é utilizada para verificar que órgãos?

A glândula timo pode ser bem avaliada com a ecografia torácica. O timo é uma glândula em forma de pirâmide situada na parte posterior e superior do esterno. A ecografia também pode examinar o mediastino.

O mediastino é a cavidade central do tórax, delimitada à frente pelo osso esterno, atrás pela coluna vertebral e de ambos os lados pelos pulmões. A avaliação de derrame pleural (acumulação de líquido no pulmão), massas pulmonares densas, movimentos do diafragma e, por vezes, tumores em adultos e crianças também é possível com a ecografia.

Ao longo do tempo, foram adicionadas mais capacidades às aplicações de ultrassom, como a avaliação da parede torácica. No exame da parede torácica, é possível detetar anomalias nas costelas, fracturas do esterno e perturbações do sistema músculo-esquelético. A ultrassonografia de massas de tecidos moles do tórax, como seios, linfonodos e anomalias vasculares, também foi recentemente adicionada às aplicações de ultrassom. A ecografia pode ser utilizada para diagnosticar embolias ou tromboses causadas por cateteres nos vasos torácicos. As partes não ósseas do corpo do bebé podem ser examinadas por ultra-sons. A ecografia pulmonar é realizada com base na análise das ondas ecogénicas de ultra-sons e na diferenciação dos artefactos por elas causados. Atualmente, os vários artefactos da ecografia pulmonar são muito importantes e eficazes na avaliação do estado dos pulmões.

A interpretação das imagens de ultra-sons de diferentes patologias pulmonares é obtida principalmente através da medição da relação entre o gás e o líquido do parênquima pulmonar e dos tecidos intersticiais. Foram descritos inúmeros fenómenos na ecografia pulmonar. Vários novos termos e sinais, como as linhas A e B, os sinais de praia, os sinais de deslizamento, os sinais de morcego e os artefactos de arrastamento são termos bem conhecidos da ecografia pulmonar.

A ecografia pulmonar e a sua utilização no diagnóstico de doenças de crianças e bebés

A ultrassonografia pulmonar foi desenvolvida como uma ferramenta de apoio para pacientes de emergência. A utilização da ecografia pulmonar em exames de rotina passou por várias fases ao longo dos últimos 50 anos. Alguns dos primeiros artigos mostrando o potencial do ultrassom pulmonar no diagnóstico de casos de pneumotórax foram publicados na década de 1970. Os primeiros artigos estudam o tórax em todos os seus componentes, desde o mediastino até o diafragma. De acordo com o artigo italiano de Paolo Toma, na segunda metade dos anos 80, Avni e os seus colegas conseguiram registar pela primeira vez o diagnóstico da doença da membrana hialina com a ecografia pulmonar.

Em geral, 50% das mortes de recém-nascidos ocorrem devido a doença da membrana hialina ou síndroma de dificuldade respiratória (SDR). A ecografia pulmonar pode detetar anomalias pulmonares congénitas. A ecografia pulmonar, com uma vasta gama de padrões de diagnóstico de doenças das membranas hialinas, taquipneia (respiração rápida) de recém-nascidos, síndrome de aspiração de mecónio (entrada de fezes fetais no pulmão), pneumonia de recém-nascidos, pneumotórax (acumulação de ar no espaço pleural e colapso pulmonar) e displasia broncopulmonar, tornou-se uma ferramenta útil na unidade de cuidados intensivos neonatais. A displasia broncopulmonar é um tipo de doença pulmonar crónica. Os bebés prematuros ou os bebés que nascem prematuramente estão frequentemente em risco de desenvolver displasia broncopulmonar. Esta doença é perigosa e requer cuidados médicos especiais. No entanto, muitos bebés que a contraem recuperam totalmente.

A displasia broncopulmonar está frequentemente associada à síndrome do desconforto respiratório, que leva à inflamação e à formação de cicatrizes nos pulmões. Em 2007, Copetti e Catararossi descreveram o padrão de ultrassom pulmonar da taquipnéia neonatal.

No mesmo ano, foi publicado o padrão de ultrassom da síndrome da angústia respiratória. A doença pulmonar mais comum nos recém-nascidos é a taquipneia. Os sintomas pulmonares dos bebés são muito sensíveis nestas condições. Na ecografia inicial de todos os recém-nascidos, as linhas B são vistas nas regiões inferiores do pulmão de forma muito compacta. Na metade superior do pulmão, estas linhas aparecem de forma não comprimida.

A maior brancura nas imagens indica alterações na superfície pulmonar. Os autores enfatizam o diagnóstico de irregularidades nas linhas pulmonares e consideram-no como uma caraterística da síndrome de dificuldade respiratória. No entanto, a radiografia do tórax continua a ser necessária para a visualização de tórax, linhas, tubos, fios e fenómenos de fuga de ar. Este facto levou à integração da radiografia torácica com imagens de ultra-sons. Além disso, o diagnóstico de pneumotórax na ecografia pulmonar é um diagnóstico difícil, tal como o enfisema (perda de elasticidade pulmonar) .

UCI neonatal O papel dos aparelhos de ultra-sons portáteis na unidade neonatal

As técnicas de imagiologia nem sempre estão disponíveis. Este desafio levou à criação de aparelhos de ultra-sons portáteis. A ecografia pulmonar é uma alternativa adequada à radiografia do tórax como método de diagnóstico para condições especiais, como a pneumonia em bebés e crianças. Em geral, a ecografia pulmonar foi desenvolvida para o diagnóstico de doenças infantis.

Esta questão é especialmente importante no diagnóstico do pneumotórax. Estudos recentes mostram a utilização e os resultados da ecografia pulmonar na síndrome de dificuldade respiratória neonatal, na taquipneia instável (respiração rápida) em bebés (TTN ou o antigo termo "pulmão húmido") e noutras doenças pulmonares.

Além disso, a LUS é útil na deteção de pequenas massas densas na periferia dos pulmões, na imagiologia de pequenos derrames pulmonares e até no diagnóstico de pneumotórax em bebés. O diagnóstico de taquipneia em bebés prematuros ou de termo continua a ser um desafio para os médicos. Porque a taquipneia não tem um diagnóstico específico e é considerada um diagnóstico diferencial. Por conseguinte, existem muitos desafios relativamente à precisão das novas opções de imagiologia que permitem uma diferenciação rápida. Entretanto, os sintomas e a informação clínica do bebé podem ajudar a um diagnóstico mais preciso. Infelizmente, existem muito poucos estudos que comparem a ecografia pulmonar com o método padrão de TAC. Em geral, a ecografia pulmonar é menos sensível do que outros métodos de imagem no diagnóstico diferencial de doenças pulmonares. No entanto, a utilização da ultrassonografia pulmonar foi desenvolvida para o diagnóstico rápido de doenças neonatais na UCIN e nos departamentos de pediatria.

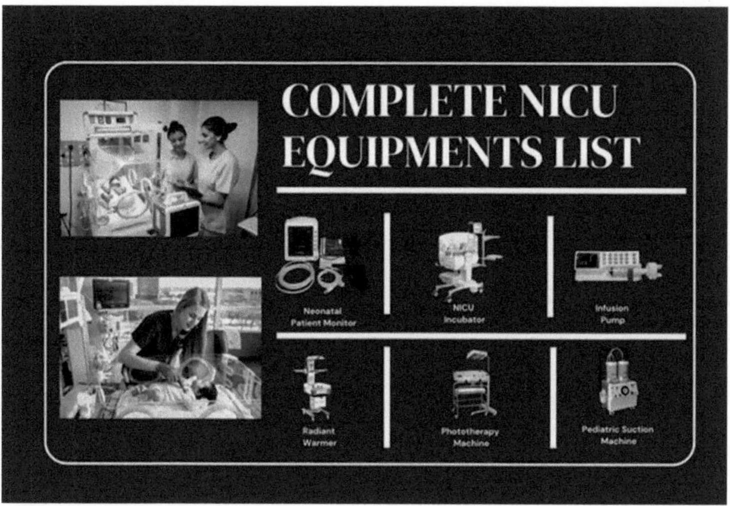

Figura 30. Lista completa de equipamentos da UCI neonatal (Unidade de Cuidados Intensivos Neonatais)

O que é o pneumotórax e como é diagnosticado com a ecografia pulmonar?

Devido à penetração de ar livre entre as duas camadas da pleura (a fina membrana dos pulmões), uma parte de um pulmão ou todo ele colapsa, o que se designa por pneumotórax. Naturalmente, a pronúncia correcta é pneumotórax. A falta de ar e a dor no peito são sintomas comuns do pneumotórax. A ecografia é realizada para diagnosticar o pneumotórax em casos de emergência. O critério de ultrassom mais importante para o diagnóstico de pneumotórax é não ver as partes laterais do pulmão, o que tem uma sensibilidade de cerca de 95%.

No entanto, os movimentos respiratórios pulmonares podem não ser observados em doentes com edema grave, como asma, aspiração extracorporal ou enfisema. Estudos demonstraram que o diagnóstico de pneumotórax depende da experiência do operador do aparelho de ultrassom. A ecografia pulmonar é uma técnica tridimensional que cobre cerca de 70% da superfície pulmonar. Infelizmente, a ecografia pulmonar não é capaz de examinar as vias aéreas centrais e não é capaz de avaliar a membrana hila e as lesões que se encontram afastadas da pleura. A hila é uma área compacta e triangular que permite a entrada dos brônquios, vasos sanguíneos e nervos no pulmão. A ecografia pulmonar pode acrescentar informações à radiografia torácica e complementar as abordagens clínicas. Infelizmente, existem poucos estudos nesta área, de tal forma que menos de 10% dos artigos relacionados com a ecografia pulmonar foram publicados em revistas de radiologia nos últimos 10 anos.

Necessidade de radiologia e de raios X da criança

O seu filho pode precisar de radiografias para uma série de problemas de saúde diferentes, desde ossos partidos a dores de estômago. Por conseguinte, o efeito da radiologia no aumento do risco de cancro infantil não é um segredo. Os raios X são particularmente bons a fornecer informações sobre os tecidos duros do corpo, como os ossos. Em alguns casos, os raios X podem ajudar noutros procedimentos médicos. Podem orientar a colocação de um tubo no corpo ou fornecer informações contínuas sobre a anatomia durante a cirurgia.

Sintomas da radiação de raios X em crianças

Os riscos da exposição aos raios X e à radiologia para crianças podem aumentar o risco de cancro nas crianças. Os diferentes tipos de exames de raios X utilizam diferentes quantidades de radiação. Por exemplo, uma radiografia normal do tórax fornece aproximadamente a mesma quantidade de radiação que receberia normalmente em 2 a 3 dias de radiação de fundo. Esta radiação não é excessiva e é menor do que se estiver num voo de avião. É por esta razão que a maioria dos prestadores de cuidados de saúde não se preocupa com a exposição aos raios X.

Em contrapartida, uma TAC torácica normal pode fornecer centenas de vezes esta quantidade de radiação. Isto é aproximadamente a quantidade de radiação que normalmente receberia em dois anos. Ter um escudo pode ajudar a reduzir a exposição à radiação. Isto implica a utilização de um dispositivo como um avental de chumbo para proteger outras partes do corpo da criança dos raios X. A exposição adicional à radiação, dependendo do seu tipo, intensidade e outros factores, aumenta o impacto da radiologia no risco de cancro infantil. Em geral, uma criança que tenha efectuado dezenas de tomografias computadorizadas corre um maior risco de ter problemas relacionados com a radiação do que uma criança que tenha efectuado apenas algumas radiografias. Por muito assustadora que a exposição à radiação possa parecer, é importante considerar os benefícios das radiografias e de outros exames que possam expor o seu filho à radiação. O prestador de cuidados de saúde do seu filho irá considerar quais os exames mais adequados para o seu filho fazer.

Medição da exposição aos raios X em crianças

Cada radiografia, fluoroscopia ou TAC fornece uma determinada quantidade de radiação. Se souber como foram avaliados os exames do seu filho, pode obter a exposição à radiação das radiografias e de outros exames, mas é importante compreender que uma pequena quantidade de radiação durante um longo período de tempo é muito mais segura do que uma exposição elevada.

Tratamento da exposição aos raios X em crianças

Uma vez investigado o efeito da radiologia no aumento do risco de cancro infantil e tendo ocorrido exposição à radiação, não há cura. Só pode atuar para minimizar a exposição do seu filho. É claro que, se o seu filho contrair cancro mais tarde, isso exigirá o seu próprio tratamento.

Possíveis complicações da exposição à radiação de raios X em crianças

O principal risco da exposição à radiação é o cancro numa fase posterior da vida. Os investigadores ainda não têm a certeza absoluta da quantidade de radiação que aumenta o risco de cancro no futuro do seu filho. Para a maioria das crianças, a exposição aos raios X aumenta provavelmente o risco de cancro, se este estiver presente. A exposição à radiação aumenta o risco de cancro. Pode não haver um risco acrescido numa criança que tenha sido submetida a múltiplas radiografias.

Uma criança que tenha feito muitos exames de TAC tem um risco mais elevado de desenvolver cancro no futuro, mas este risco pode ser relativamente pequeno. Lembre-se que as pessoas têm cancro por muitas razões. O seu filho pode desenvolver cancro mais tarde na vida, mesmo que não tenha feito radiografias.

Teoricamente, a radiação de raios X pode danificar as células reprodutoras e causar mutações que podem ser herdadas pelas gerações futuras, mas os riscos são provavelmente muito pequenos. As pessoas que são expostas a demasiada radiação de uma só vez podem ficar muito doentes e até morrer. Isto pode acontecer durante um incidente nuclear ou de bomba. O nível de radiação das experiências médicas é muito inferior a este. Não produzem tais efeitos. Por vezes, as radiografias são necessárias e a pessoa está de boa saúde. Nestes casos, os riscos de não efetuar uma radiografia são maiores do que os pequenos riscos da própria radiografia.

Continua a fazer sentido minimizar a quantidade de radiação que o seu filho recebe. Faça radiografias, fluoroscopia ou TAC ao seu filho apenas se houver uma doença. Utilize a menor exposição possível para obter as imagens necessárias. Só são necessárias radiografias da zona. Utilize uma proteção, se possível. Não repetir os exames, exceto se necessário. Não tenha receio de trabalhar com o seu prestador de cuidados de saúde para atingir estes objectivos. O seu radiologista também deve ter uma boa formação nestas áreas.

Controlo das radiações de raios X nas crianças

É importante pesar os riscos e os benefícios de qualquer exame que possa expor o seu filho à radiação, para evitar uma exposição desnecessária. Por conseguinte, neste contexto, o efeito da radiologia no aumento do risco de cancro infantil é muito importante e deve ser objeto de grande atenção. Não se preocupe, pergunte ao seu profissional de saúde se outro exame que utilize menos radiação pode fornecer a mesma informação. Por exemplo, a ecografia não utiliza qualquer radiação e a TAC de baixa dose fornece menos radiação do que a TAC normal. Lembre-se que, muitas vezes, os riscos muito pequenos da imagiologia por raios X valem a pena.

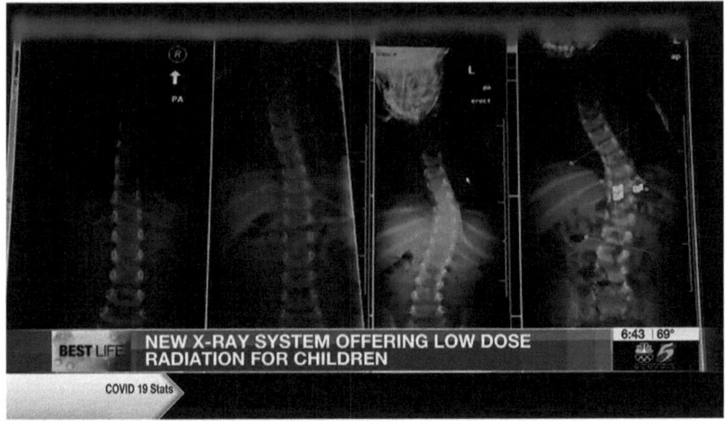

Figura 31. Melhor vida: Novo sistema de raios X com baixa dose de radiação para crianças

Pontos-chave sobre a radiação de raios X em crianças

Os raios X são um tipo de energia radiante. A radiografia simples de raios X, a fluoroscopia e a tomografia computorizada são exames que utilizam energia radiante. Esta exposição à radiação pode acarretar alguns riscos. Por isso, o seu filho só deve fazer estes exames se for necessário. A exposição à radiação de raios X pode aumentar ligeiramente o risco de cancro mais tarde, especialmente em crianças que tenham feito muitos exames com elevada exposição à radiação. A exposição aos raios X não causa quaisquer problemas a curto prazo. Os problemas a longo prazo são mínimos. Uma radiografia simples utiliza muito pouca radiação de raios X. Por isso, o risco é muito pequeno ou nulo. Uma TAC está exposta a muito mais radiação e pode representar um risco maior. Os riscos dos raios X aumentam ao longo do tempo, mas isso apenas aumenta ligeiramente o risco global de cancro do seu filho. Fale com o seu prestador de cuidados de saúde para discutir o impacto da radiologia no aumento do risco de cancro do seu filho.

Dicas para o ajudar a tirar o máximo partido das suas visitas ao prestador de cuidados de saúde

- ✓ Saiba o motivo da sua visita e o que pretende que aconteça.
- ✓ Antes da sua visita, escreva as perguntas que pretende ver respondidas.
- ✓ Traga alguém consigo para o ajudar.
- ✓ Faça perguntas e lembre-se do que o prestador de cuidados de saúde lhe diz.
- ✓ Escreva o nome de um novo diagnóstico e de outros medicamentos, tratamentos ou exames aquando da consulta.
- ✓ Anote todas as novas instruções que o prestador de cuidados de saúde lhe der.
- ✓ Saiba porque é que um novo medicamento ou tratamento foi prescrito e como é que o vai ajudar. Saber quais são as suas complicações?
- ✓ Pergunte: a sua doença pode ser tratada de outras formas?
- ✓ Saber porque é que um teste ou procedimento é recomendado e o que é que os resultados podem significar.
- ✓ Saiba o que esperar se não usar medicamentos ou fizer um teste ou procedimento.
- ✓ Se tiver uma consulta de seguimento, anote a data, a hora e o objetivo dessa consulta.
- ✓ Saiba como contactar o seu fornecedor se tiver dúvidas.

De facto, a radioterapia pode ser útil no tratamento de quase todos os tipos de cancro que podem afetar as crianças em qualquer parte do corpo. A radioterapia é frequentemente recomendada para tratar tumores sólidos em órgãos e também pode ser utilizada para tratar cancros em tecidos moles, como músculos, ossos, cérebro ou sangue, como a leucemia. Crianças de todas as idades podem beneficiar da radioterapia, desde bebés a crianças em idade escolar, adultos e adolescentes.

No Children's Hospital, os oncologistas têm experiência no tratamento de tipos comuns e muito raros de cancros infantis com radioterapia. Dependendo do diagnóstico específico de cada criança, a radioterapia pode ser utilizada como a principal forma de tratamento, ou pode ser utilizada antes ou depois de outros tipos de tratamento, incluindo cirurgia, quimioterapia ou um transplante de tronco cerebral. A radiografia do tórax ou CXR é um exame radiológico não invasivo comum que mostra uma imagem do tórax e dos órgãos internos. Para realizar este exame, o tórax é exposto a radiação de raios X e é formada uma imagem numa película ou num computador digital. A radiografia do tórax é também designada por radiografia torácica, roentograma torácico ou CXR.

Dependendo da densidade dos órgãos, cada órgão da cavidade torácica absorve diferentes graus de radiação e cria diferentes sombras na película. O exame de RAIO X DO TÓRAX é pedido por várias razões. Muitas condições clínicas podem ser avaliadas com este exame radiológico simples. Em geral, uma radiografia do tórax é um procedimento simples, rápido, económico e relativamente inofensivo, com um risco mínimo de radiação. A radiografia do tórax está amplamente disponível.

Como se preparar para uma radiografia ao tórax

O doente é normalmente vestido com roupa confortável e o material metálico é retirado do corpo antes da realização da radiografia. As mulheres grávidas podem informar o médico e o técnico para evitar a exposição desnecessária do feto aos raios X. Porque, neste caso, algumas ou todas as imagens não serão efectuadas. Estas precauções, por exemplo, a cobertura de chumbo, podem ser colocadas no abdómen para evitar a radiação de raios X para o feto, se necessário.

Método de radiografia do tórax

Para se preparar para uma radiografia do tórax, o doente é normalmente instruído para vestir roupa confortável e retirar todos os objectos metálicos da parte superior do corpo. Porque a presença destes objectos interfere com este exame. Não é necessária qualquer outra preparação especial, como o jejum, para uma radiografia torácica de rotina. Radiografia. Em seguida, pede-se ao técnico que se coloque em frente da superfície que regista as imagens adjacentes à película. Outra parte do aparelho que liberta radiação é colocada atrás do doente. Se a situação for adequada, o técnico pode aconselhar o doente a respirar fundo e a suster a respiração, e depois ativar o aparelho para captar a imagem. A imagem é registada em película após alguns segundos. A película pode ser preparada em minutos, para ser analisada pelo médico.

Tipos de imagens preparadas na radiografia do tórax

1- Vista póstero-anterior ou vista PA: Uma imagem é normalmente tirada de trás para a frente, o que se designa por vista posterior-anterior ou vista PA.

2- Vista antero-posterior ou vista AP: Em situações em que uma pessoa não consegue estar de pé, a imagem pode ser obtida a partir de trás quando a superfície de registo de raios X é colocada. Uma vez que a imagem neste cenário é obtida da frente para trás, é designada por vista anterior-posterior (AP). Geralmente, não é possível obter uma película lateral nesta situação. Este método também pode ser designado por radiografia de tórax portátil. Porque a máquina de raios X é trazida para perto do doente para tirar as radiografias. Outras imagens do tórax em diferentes posições são por vezes pedidas pelo médico para situações específicas.

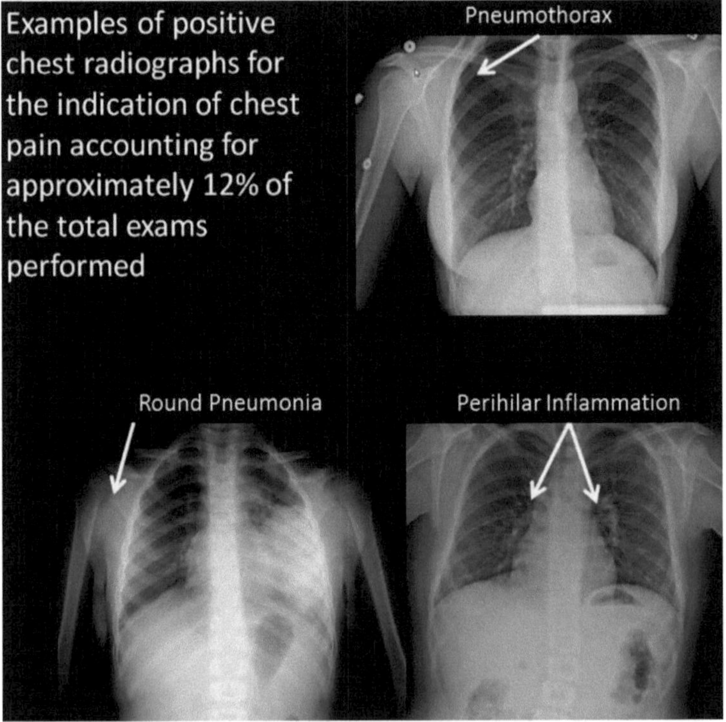

Figura 32. Muitas radiografias de tórax em crianças são desnecessárias

Sombras a preto e branco

As imagens do tórax são a preto e branco e apenas realçam a claridade ou escuridão que define as várias estruturas. Por exemplo, os ossos da parede torácica podem absorver mais radiação e, por isso, aparecem mais brancos na película. O tecido pulmonar, que é constituído maioritariamente por ar, permite a passagem de mais raios e emite uma película mais escura. O coração e a aorta aparecem brancos, mas são normalmente menos densos do que os ossos. Por conseguinte, aparecem mais escuros. As tonalidades dependem da quantidade de radiação absorvida por um determinado órgão com base na sua composição. As estruturas ósseas absorvem a maior parte da radiação de raios X e aparecem na película branca. As estruturas ocas que contêm ar, como os pulmões, aparecem normalmente escuras. A sombra branca do coração encontra-se no meio do campo, acima da abertura e mais para a esquerda. A traqueia (tubo pulmonar), a aorta e o esófago descem da parte superior do tórax e sobrepõem-se à coluna vertebral.

Radiografia torácica anormal

Podem ser detectadas muitas anomalias numa radiografia ao tórax. As anomalias mais comuns na radiografia ao tórax são as seguintes

- ✓ A presença de um abcesso no pulmão.
- ✓ Encolheu os ombros.
- ✓ Fratura de uma vértebra ou vértebras.
- ✓ Aumento do tamanho do coração (cardiomegalia).
- ✓ Edema pulmonar (acumulação de líquido no pulmão ou nos seus vasos sanguíneos).
- ✓ Hérnia hiatal (entrada da parte superior do estômago na cavidade torácica).
- ✓ Cancro do pulmão ou outras massas pulmonares (sombras irregulares e anormais nos campos pulmonares).
- ✓ Pneumonia.
- ✓ Cavidades nos pulmões ou lesões da cavidade pulmonar, como a tuberculose, a sarcoidose.
- ✓ Aneurisma da aorta.

- ✓ Costelas ou ossos do braço partidos
- ✓ A acumulação de líquido entre os pulmões e as paredes do tórax faz com que o tórax pareça mais branco do que os pulmões e os bordos nítidos dos pulmões são mais definidos na película.
- ✓ A presença anormal de ar entre a parede torácica e o pulmão cria uma sombra negra clara entre o limite do tecido pulmonar e o limite interior da parede torácica, a que se chama pneumotórax.

Aplicação da radiografia do tórax

Algumas doenças comuns diagnosticadas numa radiografia ao tórax incluem:

- ✓ Pneumonia.
- ✓ massa pulmonar
- ✓ Fratura da costela
- ✓ Coração dilatado
- ✓ Insuficiência cardíaca congestiva
- ✓ Fluido à volta do pulmão (derrame pleural).
- ✓ Ar à volta dos pulmões (pneumotórax).

Muitas doenças ou afecções podem ser diagnosticadas com base numa radiografia do tórax. Uma radiografia do tórax também pode ser muito útil para excluir diagnósticos suspeitos. Um radiologista é um médico com formação especial para monitorizar e interpretar exames radiológicos, analisar as imagens e enviar um relatório assinado ao médico principal ou ao médico, que discutirá os resultados consigo. Os resultados da radiografia do tórax estão prontos para serem analisados pelo médico quase imediatamente e, por vezes, podem ser necessários mais exames. Uma potencial anomalia pode exigir uma avaliação mais aprofundada com vistas adicionais ou uma técnica de imagiologia especial. Podem também ser efectuadas outras investigações para verificar se houve uma alteração de uma anomalia ao longo do tempo. Por vezes, a realização de mais exames de seguimento é a melhor forma de saber se o tratamento teve efeito ou se a anomalia se alterou?

Vantagens da radiografia do tórax

- ✓ Não fica qualquer radiação no corpo do doente após um exame de raios X.
- ✓ Os raios X não têm normalmente efeitos secundários dentro dos limites normais de diagnóstico.
- ✓ Uma vez que a imagiologia por raios X é rápida e fácil, é especialmente útil no diagnóstico e tratamento de emergência.
- ✓ O equipamento de raios X é relativamente barato e pode ser encontrado em salas de emergência, consultórios médicos, centros de cuidados ambulatórios, hospícios e outras áreas, tornando-o conveniente tanto para os doentes como para os médicos.

Riscos da radiografia do tórax

Existe sempre a possibilidade de cancro devido à exposição excessiva aos raios X. No entanto, os benefícios de um diagnóstico exato ultrapassam de longe os riscos. As mulheres devem sempre informar o seu médico ou técnico de radiologia se houver a possibilidade de gravidez. Durante os exames de raios X, é tomado um cuidado especial para utilizar a menor quantidade possível de radiação de raios X, produzindo ao mesmo tempo as melhores imagens para avaliação. As organizações nacionais e internacionais de proteção radiológica revêem e actualizam regularmente as normas técnicas utilizadas pelos radiologistas. A temperatura fria da sala de exame e a frieza do ecrã de registo podem ser perturbadoras para o doente. As pessoas com artrite ou lesões na parede torácica, nos ombros ou nos braços podem sentir desconforto ou dor durante o exame.

Restrições da radiografia do tórax

A radiografia do tórax é um exame muito útil, mas também tem limitações. Como algumas doenças do tórax não podem ser detectadas numa radiografia do tórax normal, este exame não pode necessariamente confirmar ou excluir todos os problemas do tórax. Por exemplo, cancros pequenos podem não aparecer numa radiografia ao tórax. Um coágulo de sangue nos pulmões, uma doença chamada embolia pulmonar, não pode ser visto numa radiografia do tórax.

Riscos da radiografia torácica

Muitas pessoas que têm de se submeter a uma radiografia do tórax estão preocupadas com o facto de poderem prejudicar o corpo devido à radiação dos raios X, mas deve saber que a quantidade de radiação dos raios X é muito baixa e não representa um risco para a saúde. É melhor prestar atenção às numerosas vantagens deste método para tirar partido deste método de imagiologia torácica e não se preocupar em fazê-lo.

Outras limitações da radiologia torácica

A radiologia do tórax é um dos primeiros exames clínicos, mas é evidente que tem algumas limitações. Por exemplo, é possível que um tumor canceroso muito pequeno não apareça nas imagens obtidas nesta zona. Nos pulmões, o coágulo de sangue no pulmão ou embolia pode não ser identificado. Apesar destas limitações, não se reduziu o valor deste método de diagnóstico por imagem, mas recorre-se a outros meios para diagnosticar outros casos e continua-se a utilizar a radiologia torácica para diagnosticar problemas internos do organismo.

Maximum number of exposures per week for an intraoral or panoramic set as a function of the distance of the patient from the wall where two sheets of standard plasterboard would provide sufficient shielding.

Distance from patient to wall (m)	**Maximum number of exposures per week**	
	Intraoral	**Panoramic**
0.5	Not specified	10
1.0	50	45
1.5	100	95
2.0	200	~150

From: Sutton and Williams (2012)

Figura 33.

Referências

Lobstein T, Brinsden H, Neveux M (2022) World obesity atlas 2022. Federação Mundial da Obesidade: Londres, Reino Unido, 2022

Jebeile H, Kelly AS, O'Malley G, Baur LA (2022) Obesity in children and adolescents: epidemiology, causes, assessment, and management. Lancet Diabetes Endocrinol

Bedewi MA, Elsifey AA, Saleh AK et al (2020) Elastografia de ondas de cisalhamento dos meniscos do joelho. J Int Med Res 48(11):0300060520976048

Ozturk M, Erdur EA, Dağ N et al (2022) A utilidade de avaliar quantitativamente a rigidez do disco da articulação temporomandibular com elastografia de ondas de cisalhamento em adolescentes com bruxismo. Cirurgia Oral Medicina Oral Patologia Oral Radiol Endod 134(4):492-9

Yang SJ, Zhang MZ, Li J et al (2021) Um método fiável, baseado em ultra-sons, para o diagnóstico do menisco lateral discoide. Arthroscopy 37(3):882-890

Taljanovic MS, Gimber LH, Becker GW et al (2017) Shear-wave elastography: basic physics and musculoskeletal applications. Radiographics. 37(3):855-70

Dağ N, Cerit MN, Şendur HN et al (2020) A utilidade da elastografia de ondas de cisalhamento na avaliação da rigidez muscular em pacientes com paralisia cerebral após injeção de toxina botulínica A. J Med Ultrason 47: 609-15

Şendur HN, Cindil E, Cerit M et al (2019) Variabilidade interobservador e medidas de rigidez do tendão extensor comum normal em voluntários saudáveis usando elastografia de ondas de cisalhamento. Skelet Radiol 48:137-41

Joo I, Kim SY, Park HS et al (2019) Validação de um novo método de elastografia de ondas de cisalhamento pontuais para avaliação não invasiva da fibrose hepática: um estudo multicêntrico prospetivo. Korean J Radiol 20(11):1527-35

Gurun E, Akdulum I, Akyuz M et al (2021) Shear wave elastography evaluation of meniscus degeneration with magnetic resonance imaging correlation. Acad Radiol 28(10):1383-8

Ye R, Xiong H, Liu X et al (2023) Avaliação dos meniscos do joelho em adultos saudáveis utilizando a elastografia de ondas de cisalhamento. J Ultrasound Med. 42:2859

Kedgley AE, Saw T-H, Segal NA (2019) Previsão da estabilidade da rutura meniscal através da flexão da articulação do joelho usando análise de elementos finitos. Joelho Cirurgia Desportiva Traumatol Arthrosc 27:206-14

Barile F, Ruffilli A, Manzetti M et al (2021) Retomada do desporto após fusão espinal para escoliose idiopática do adolescente: uma revisão da literatura atual. Spine Deform 9:1247-1251

Pérez-Machado G, Berenguer-Pascual E, Bovea-Marco M et al (2020) Da genética à epigenética para desvendar a etiologia da escoliose idiopática do adolescente. Bone 140:115563. https://doi.org/10.1016/j.bone.2020.115563

Faldini C, Manzetti M, Neri S et al (2022) Factores Epigenéticos e Genéticos Relacionados com a Progressão da Curva na Escoliose Idiopática do Adolescente: Uma revisão sistemática de escopo da literatura atual. Int J Mol Sci. 23(11):5914.

Cheung PWH, Canavese F, Chan CYW et al (2022) A utilidade de um novo índice de maturidade do fémur proximal para avaliar o crescimento esquelético em doentes com escoliose idiopática. J Bone Jt Surg 104:630-640

Page MJ, McKenzie JE, Bossuyt PM et al (2021) A declaração PRISMA 2020: uma diretriz actualizada para a comunicação de revisões sistemáticas. BMJ 372.

Cheung PWH, Mannem A, Cheung JPY (2021) Previsão da altura corporal final para pacientes do sexo feminino com escoliose idiopática do adolescente. Glob Spine J 11:833-844

Chazono M, Obata S (2021) Uma escala simplificada de maturidade esquelética e um índice composto de ossificação do polegar para avaliar a maturidade esquelética e prever a velocidade de crescimento em mulheres japonesas com escoliose idiopática do adolescente. Spine Surg Relat Res 5:244-251

Cheung PWH, Cheung JPY (2021) Será que a utilização do estadiamento de Sanders e da classificação distal do rádio e do cúbito evita as discrepâncias na avaliação do crescimento apenas com o estadiamento de Risser? Clin Orthop Relat Res 479:2516-2530

Akpolat AO, Gültekin O, Kılınç BE et al (2021) A escolha da classificação do potencial de crescimento afecta o tratamento não cirúrgico da escoliose idiopática do adolescente? İstanbul Kanuni Sultan Süleyman Tıp Derg 13:123-128

Luan FJ, Wan Y, Mak KC et al (2020) Riscos de cancro e mortalidade de pacientes com escoliose devido à exposição à radiação: uma revisão sistemática e meta-análise. Eur Spine J 29:3123-3134

Mentzel, H.J.; Glutig, K.; Gräger, S.; Krüger, P.C.; Waginger, M. Elastografia por ultra-sons em crianças - é bom ter para estudos científicos ou chegou à rotina clínica? Mol. Cell. Pediatr. 2022, 9, 11.

Dana, J.; Girard, M.; Franchi-Abella, S.; Berteloot, L.; Benoit-Cherifi, M.; Imbert-Bismut, F.; Sermet-Gaudelus, I.; Debray, D. Comparação da Elastografia Transiente, Elastografia por Ondas de Cisalhamento, Elastografia por Ressonância Magnética e FibroTest como marcadores de diagnóstico de rotina para avaliar a fibrose hepática em crianças com Fibrose Cística. Clin. Res. Hepatol. Gastroenterol. 2022, 46, 101855.

Dietrich, C.F.; Ferraioli, G.; Sirli, R.; Popescu, A.; Sporea, I.; Pienar, C.; Kunze, C.; Taut, H.; Schrading, S.; Bota, S.; et al. Conselhos gerais em elastografia baseada em ultrassom de pacientes pediátricos. Med. Ultrason. 2019, 21, 315-326.

Rowland, M.; McGee, A.; Broderick, A.; Drumm, B.; Connolly, L.; Daly, L.E.; Drummond, J.; Fitzpatrick, E.; Linnane, B.; McCormick, P.A.; et al. Repeatability of transient elastography in children (Repetibilidade da elastografia transitória em crianças). Pediatr. Res. 2020, 88, 587-592.

Mjelle, A.B.; Mulabecirovic, A.; Havre, R.F.; Olafsdottir, E.J.; Gilja, O.H.; Vesterhus, M. Liver Elastography in Healthy Children Using Three Different Systems-How Many Measurements Are Necessary? Ultraschall. Med. 2022, 43, 488-497.

Yang, H.; Sun, Y.; Tang, Y.; Lu, Y.; Hu, B.; Ying, T. Shear-wave elastography of the liver in a healthy pediatric population. J. Clin. Ultrasound 2020, 48, 139-144.

Sönmez, S.; Boşat, M.; Yurtseven, N.; Yurtseven, E. O papel da elastografia na avaliação da doença hepática crónica em crianças. Afr. Health Sci. 2019, 19, 2806-2311.

Teufel-Schäfer, U.; Flechtenmacher, C.; Fichtner, A.; Hoffmann, G.F.; Schenk, J.P.; Engelmann, G. Transient elastography correlacionada com quatro diferentes pontuações de fibrose histológica em crianças com doença hepática. Eur. J. Pediatr. 2021, 180, 2237-2244.

Dardanelli, E.P.; Orozco, M.E.; Lostra, J.; Laprida, C.; Lulkin, S.; Bosaleh, A.P.; Cernadas, C.; Lipsich, J.E. Elastografia bidimensional por ondas de cisalhamento para avaliação da fibrose hepática em crianças: Uma proposta de valores de referência que se correlacionam com o score histopatológico de Knodell-Ishak. Pediatr. Radiol. 2020, 50, 817-826.

Farmakis, S.G.; Buchanan, P.M.; Guzman, M.A.; Hardy, A.K.; Jain, A.K.; Teckman, J.H. Shear wave elastography correlaciona-se com os valores de fibrose hepática em doentes pediátricos com doença hepática. Pediatr. Radiol. 2019, 49, 1742-1753.

Levitte, S.; Lee, L.W.; Isaacson, J.; Zucker, E.J.; Milla, C.; Barth, R.A.; Sellers, Z.M. Clinical use of shear-wave elastography for detecting liver fibrosis in children and adolescents with cystic fibrosis. Pediatr. Radiol. 2021, 51, 1369-1377.

Alhashmi, G.H.; Gupta, A.; Trout, A.T.; Dillman, J.R. Elastografia bidimensional de ondas de cisalhamento por ultrassom para identificação e estadiamento de fibrose hepática em pacientes pediátricos com doença hepática conhecida ou suspeita: Um estudo de eficácia clínica. Pediatr. Radiol. 2020, 50, 1255-1262.

Galina, P.; Alexopoulou, E.; Mentessidou, A.; Mirilas, P.; Zellos, A.; Lykopoulou, L.; Patereli, A.; Salpasaranis, K.; Kelekis, N.L.; Zarifi, M. Diagnostic accuracy of two-dimensional shear wave elastography in detection hepatic fibrosis in children with autoimmune hepatitis, biliary atresia and other chronic liver diseases. Pediatr. Radiol. 2021, 51, 1358-1368.

Lee, S.; Choi, Y.H.; Cho, Y.J.; Lee, S.B.; Cheon, J.-E.; Kim, W.S.; Ko, J.S.; Koh, J.; Kang, G.H. The usefulness of noninvasive liver stiffness assessment using shear-wave elastography for predicting liver fibrosis in children. BMC Med. Imaging 2021, 21, 68.

Raizner, A.; Shillingford, N.; Mitchell, P.D.; Harney, S.; Raza, R.; Serino, J.; Jonas, M.M.; Lee, C.K. Hepatic Inflammation May Influence Liver Stiffness Measurements by Transient

Elastography in Children and Young Adults. J. Pediatr. Gastroenterol. Nutr. 2017, 64, 512-517.

Xu, Z.; Zhao, J.; Liu, J.; Dong, Y.; Wang, F.; Yan, J.; Cao, L.; Wang, P.; Li, A.; Li, J.; et al. Avaliação da fibrose hepática por elastografia transitória em crianças pequenas com infeção crónica pelo vírus da hepatite B. Hepatol. Int. 2021, 15, 602-610.

Luo, H.; Peng, S.; Ouyang, W.; Tan, Y.; Jiang, T.; Tang, L.; Li, S.; Qiu, J.; Zhou, C. Avaliação da fibrose hepática por elastografia transitória e modelo multiparâmetros em crianças pequenas com infeção crónica pelo vírus da hepatite B. BMC Infect. Dis. 2022, 22, 160.

Galal, S.M.; Soror, S.M.; Hussien, O.; Moustafa, E.F.; Hassany, S.M. Avaliação não invasiva da fibrose hepática em crianças com hepatite C crónica: Elastografia de ondas de cisalhamento e APRI versus biópsia hepática. Arab. J. Gastroenterol. 2020, 21, 253-259.

Enaud, R.; Frison, E.; Missonnier, S.; Fischer, A.; de Ledinghen, V.; Perez, P.; Bui, S.; Fayon, M.; Chateil, J.-F.; Lamireau, T. Fibrose cística e métodos não invasivos de avaliação da fibrose hepática em crianças. Pediatr. Res. 2022, 91, 223-229.

Hwang, J.; Yoon, H.M.; Kim, K.M.; Oh, S.H.; Namgoong, J.-M.; Kim, D.Y.; Cho, Y.A. Avaliação da fibrose hepática nativa usando elastografia por ultrassom e índices de fibrose serológica em crianças com atresia biliar após o procedimento de Kasai. Ata Radiol. 2021, 62, 1088-1096.

Caruso, M.; Cuocolo, R.; Di Dato, F.; Mollica, C.; Vallone, G.; Romeo, V.; Petretta, M.; Liuzzi, R.; Mainenti, P.P.; Iorio, R.; et al. Ultrassom, elastografia por ondas de cisalhamento e ressonância magnética em pacientes sobreviventes de fígado nativo com atresia biliar após portoenterostomia de Kasai: Correlação com o resultado médico após o tratamento. Ata Radiol. 2020, 61, 1300-1308.

Zhou, W.; Li, X.; Zhang, N.; Liao, B.; Xie, X.; Zhang, X.; Wang, G.; Zhou, L. A combinação de ultrassom convencional e elastografia de ondas de cisalhamento na avaliação da heterogeneidade segmentar da fibrose hepática em pacientes com atresia biliar após portoenterostomia de Kasai. Pediatr. Surg. Int. 2021, 37, 1099-1108.

Sağlam, N.; Aksoy, S.; Kazancı, S.Y.; Palabıyık, F.; Hatipoğlu, S.S.; Inci, E. O desempenho da elastografia de ondas de cisalhamento na avaliação de alterações hepáticas em crianças obesas e com sobrepeso. Turk. J. Pediatr. 2021, 63, 575-583.

Lawrence, A.E.; Dienhart, M.; Cooper, J.N.; Lodwick, D.; Lopez, J.J.; Fung, B.; Smith, S.; Warren, P.; Mezoff, E.; Balint, J.; et al. Elastografia por ultrassom como um método não invasivo para monitorar a doença hepática em crianças com síndrome do intestino curto: Resultados actualizados. J. Pediatr. Surg. 2019, 54, 1179-1183.

Kim, D.W.; Yoon, H.M.; Jung, A.Y.; Lee, J.S.; Oh, S.H.; Kim, K.M.; Cho, Y.A. Desempenho diagnóstico da elastografia por ultrassom para avaliar a hipertensão portal em crianças: Uma Revisão Sistemática e Meta-análise. J. Ultrasound Med. 2019, 38, 747-759.

Vinciguerra, T.; Brunati, A.; David, E.; Longo, F.; Pinon, M.; Ricceri, F.; Castellino, L.; Piga, A.; Giraudo, M.T.; Tandoi, F.; et al. Transient elastography for non-invasive evaluation of post-transplant liver graft fibrosis in children. Pediatr. Transplant. 2018, 22, e13125.

Lee, C.K.; Nastasio, S.; Mitchell, P.D.; Fawaz, R.; Elisofon, S.A.; Vakili, K.; Kim, H.B.; Nguyen, D.; Jonas, M.M. Transient elastography assessment of liver allograft fibrosis in pediatric transplant recipients. Pediatr. Transplant. 2020, 24, e13736.

Hartung, EA; Wen, J .; Poznick, L .; Furth, SL; Darge, K. Elastografia de ultrassom para quantificar a gravidade da doença hepática na doença renal policística autossômica recessiva. J. Pediatr. 2019, 209, 107-115.e5.

Hwang, J.; Yoon, H.M.; Jung, A.Y.; Lee, J.S.; Kim, K.M.; Oh, S.H.; Cho, Y.A. Desempenho diagnóstico da elastografia por ultrassom e dos índices sorológicos de fibrose para avaliação do envolvimento hepático na doença de Wilson. J. Ultrasound Med. 2020, 39, 2231-2242.

Stefanescu, A.C.; Pop, T.L.; Stefanescu, H.; Miu, N. Elastografia transitória do fígado em crianças com doença de Wilson: Resultados preliminares. J. Clin. Ultrasound 2016, 44, 65-71.

Özdemir Çiçek, S.; Karaman, Z.F.; Şahin, N.; Paç Kısaarslan, A.; Poyrazoğlu, M.H.; Düşünsel, R. Avaliação da elasticidade do fígado com elastografia de ondas de cisalhamento em pacientes com artrite idiopática juvenil recebendo metotrexato. Pediatr. Int. 2022, 64, e15239.

Lee, M.-J.; Kim, M.-J.; Han, K.H.; Yoon, C.S. Age-related changes in liver, kidney, and spleen stiffness in healthy children measured with acoustic radiation force impulse imaging. Eur. J. Radiol. 2013, 82, e290-e294.

Bhatia, A.; Bhatia, H.; Saxena, A.K.; Lal, S.B.; Sodhi, K.S. Shear wave elastography of the spleen using elastography point quantification: Valores de rigidez em crianças saudáveis. Abdom. Radiol. 2022, 47, 2128-2134.

Hanquinet, S.; Habre, C.; Laurent, M.; Anooshiravani, M.; Toso, S. Imagem de impulso de força de radiação acústica: Valores normais de rigidez do baço em crianças saudáveis. Pediatr. Radiol. 2021, 51, 1873-1878.

Goldschmidt, I.; Brauch, C.; Poynard, T.; Baumann, U. Spleen Stiffness Measurement by Transient Elastography to Diagnose Portal Hypertension in Children. J. Pediatr. Gastroenterol. Nutr. 2014, 59, 197-203.

Uchida, H.; Sakamoto, S.; Kobayashi, M.; Shigeta, T.; Matsunami, M.; Sasaki, K.; Kanazawa, H.; Fukuda, A.; Kanamori, Y.; Miyasaka, M.; et al. O grau de rigidez do baço medido na elastografia de impulso de força de radiação acústica prevê a gravidade da hipertensão portal em pacientes com atresia biliar após portoenterostomia. J. Pediatr. Surg. 2015, 50, 559-564.

Sutton, H.; Fitzpatrick, E.; Davenport, M.; Burford, C.; Alexander, E.; Dhawan, A.; Grammatikopoulos, T. Transient Elastography Measurements of Spleen Stiffness as a Predictor of Clinically Significant Varices in Children. J. Pediatr. Gastroenterol. Nutr. 2018, 67, 446-451.

Sintusek, P.; Siriporn, N.; Punpanich, D.; Chongsrisawat, V.; Poovorawan, Y. Spleen and Liver Stiffness to Detect Esophageal Varices in Children with Biliary Atresia. J. Pediatr. Gastroenterol. Nutr. 2019, 69, 411-415.

Tomita, H.; Fuchimoto, Y.; Ohkuma, K.; Hoshino, K.; Fujino, A.; Kato, M.; Fujimura, T.; Ishihama, H.; Takahashi, N.; Tanami, Y.; et al. Medições da rigidez do baço por imagens de impulso de força de radiação acústica após transplante de fígado de dador vivo em crianças: Um potencial índice quantitativo para complicações venosas. Pediatr. Radiol. 2015, 45, 658-666.

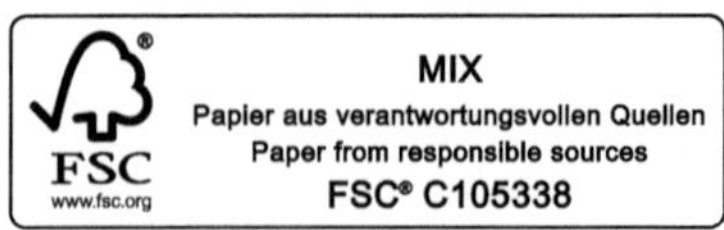

Printed by Books on Demand GmbH, Norderstedt / Germany